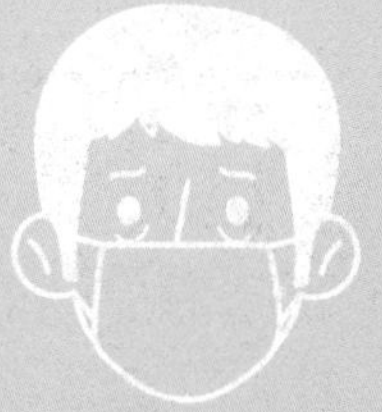

get it 轻知

逆转炎性体质 终结寒湿痰瘀

陈俊如 著

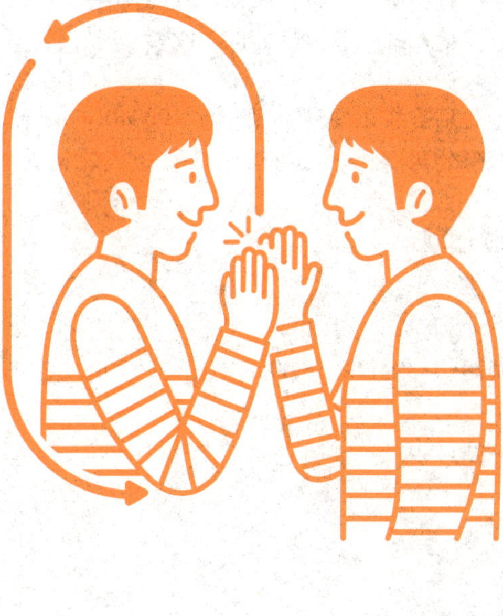

中国轻工业出版社

图书在版编目（CIP）数据

逆转炎性体质　终结寒湿痰瘀 / 陈俊如著. -- 北京：中国轻工业出版社，2025. 8. -- ISBN 978-7-5184-5628-4

Ⅰ. R212

中国国家版本馆CIP数据核字第2025QU7630号

责任编辑：赵　洁　　责任终审：张乃柬　　设计制作：锋尚设计

策划编辑：赵　洁　　责任校对：朱燕春　　责任监印：张京华

出版发行：中国轻工业出版社（北京鲁谷东街5号，邮编：100040）

印　　刷：艺堂印刷（天津）有限公司

经　　销：各地新华书店

版　　次：2025年8月第1版第1次印刷

开　　本：880 × 1230　1/32　印张：5

字　　数：180千字

书　　号：ISBN 978-7-5184-5628-4　定价：58.00元

邮购电话：010-85119873

发行电话：010-85119832　010-85119912

网　　址：http://www.chlip.com.cn

Email：club@chlip.com.cn

241557S2X101ZYW

带你从体质的角度，认识自己的身体状态

我和俊如医生认识已十多年，从其早期的通俗医学科普书到近期出版的作品，能看出一位优秀的医生在学术研究与临床经验上的探索与进步。本书提到，中医学的“体质”在人体健康中扮演着重要角色，若将人体比喻为一幅复杂的绘画，体质即是这幅画的色彩与纹理，决定着画面的美丽与和谐。从中医的智慧里，我们可以汲取许多关于体质的宝贵知识，这些知识可以帮助我们更妥善地照顾自己，预防疾病的发生，保持身心的健康。

“身体是一个小宇宙，体质是其灵魂。”身体是一个微妙又神奇的系统，受到遗传和环境的双重影响，体质就像指南针一样，可以引导我们走上健康之路。

本书将体质分为“平、虚、湿、痰、瘀、结”六大类型。这种分类不仅是理论上的概念，还是对健康状态的一种警示。从平和体质到结性体质，是由健康到疾病的过程。作者以深入浅出的方式，告诉每个人应该如何照顾自己的身体，避免生病。

“治未病”是中医里很重要的概念，强调预防胜于治疗。从体质的角度来理解自己的身体，有助于提前预防疾病的发生。这本书就可以帮助我们看见自己身体的问题，随时调整生活方式，预防疾病发生。

最后，我们要知道，每个人的体质是会发生变化的，如大自然的万物一样。通过适当的调整和照护，可以改变自己的体质状态，使其朝着更健康的方向迈进。希望俊如医生的这本书，能够让广大的读者更深入地理解中医学是如何诠释“体质”的，并以此找出适合自己体质的养生方式。

林源泉

前台北市中医师公会理事长

目录

Chapter 1 现代人疾病的根源

Chapter 2 自我体质检测
——检视你的炎症状态

Chapter 3 平和体质
——精力充沛、积极乐观

Chapter 4 虚性体质

——畏寒乏力、气血不足

Chapter 5 湿性体质

——油光满面、多痘多疮

Chapter 6 痰性体质
——身体肥胖、经常便秘

Chapter 7 瘀性体质
——形体消瘦、容易感冒

Chapter 8 结性体质
——肌肉僵硬、急躁烦闷

Chapter 9 以均衡运动改善体质

Chapter 1

现代人
疾病的根源

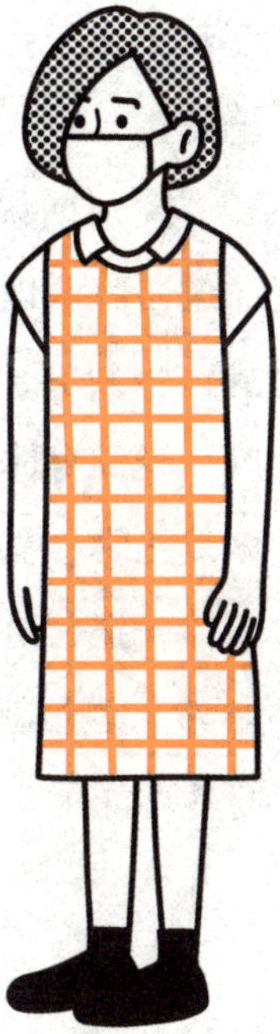

疾病的本质是什么？谈跷跷板平衡

人的一生，都会历经生、老、病、死。只要活着，就一定会遇到大大小小的身体不适和疾病。这几年越来越多的与微生物病原体相关的感冒、流感，都是人体在与环境相互适应的过程中产生的疾病。而高血压、糖尿病、高尿酸血症、血脂异常……甚至各种免疫系统疾病与癌症，都是因身体长期处于非平衡状态下引发的慢性病。

我常以“不平衡的跷跷板”来解释身体的疾病。健康的身体，如同两端平衡的跷跷板；当跷跷板倾斜 30 度时，会出现小病小痛，但还可以轻易回到平衡；一旦倾斜到 60 度甚至 90 度，疾病就会更严重，要花更大的力气才能拉回平衡。

换句话说，只倾斜 30 度时，可能通过自我调理，不用依靠药物就可以让身体恢复正常状态；一旦倾斜超过 45 度，光靠身体自身的修复能力无法使其恢复正常，需要通过适当的医疗方式推身体一把，协助其恢复平衡；若倾斜到 90 度，恐怕就得靠长期服用药物来维持身体功能了。

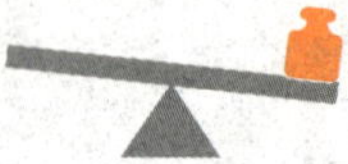

倾斜 30 度

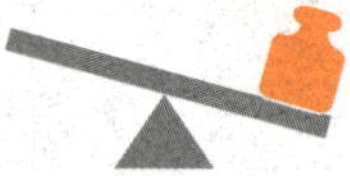

倾斜 45 度

启动身体的自愈能力

在门诊中，我时常告诉患者，如果服用药物可以让疾病改善七八成，停止用药后还可以维持身体六七成的正常功能，这样的治疗才有意义，否则，就得一辈子当“药罐子”。

无奈的是，大部分的西药只能控制症状，难以有效改善身体功能，特别是针对一些退行性疾病，有些药甚至会越吃越多……不过，从现代医学的角度来看，某些疾病确实不容易逆转，比方说糖尿病。如果在生病之后仍然没有改变与调整生活及饮食习惯，那么很可能出现“吃药都不会好”的情况。

因此，在本书中，我要告诉各位的是，人类“聪明的身体”其实都有一定的自愈能力，我们**可以通过中药、针灸、运动、饮食、睡眠以及良好稳定的情绪来启动自愈**。比如，植物性的中药来自大自然，服用中药可以间接借助大自然的力量，来改善身体小宇宙的不平衡状态。

此外，通过树立正确的养生保健观念以及改变不良的生活习惯，都能够改善健康状态。但要明确的是，身体的健康状态会随着年龄而逐渐衰退，这是生物的自然规律，好比开了很久的旧车，性能和可操控性绝对不如新车。因此，面对身体的自然老化，如何通过自我保养与调理，让晚年生活过得更有品质，而不是在轮椅上或床上度过，这才是每个人要努力追求的目标。

如果在经过长期自我调养以后，身体状况依旧没有改善，建议大家去寻求专业医生的帮助，千万不要讳疾忌医，延误了病情。

慢性炎症会有什么症状

回到本书的主题。其实，许多现代疾病都是由慢性炎症造成的。我们首先来认识一下，什么是“炎症”，以及它会给人体带来哪些影响。

慢性炎症是人体的一种免疫反应。与急性炎症不同，**慢性炎症是持续性的炎症状态**，通常会持续数周、数月，甚至数年，是人体对某种慢性刺激或持续性损伤做出的反应。

慢性炎症与多种细胞有关，包括白细胞、巨噬细胞等。这些细胞会释放各种化学物质，如细胞因子，来调节免疫反应。

在发生慢性炎症的过程中，细胞会释放细胞因子，如肿瘤坏死因子 -α（TNF-α）、白细胞介素 -1β（IL-1β）等，这些化学物质促进了炎症反应，吸引其他免疫细胞进入受损区域并引起血管扩张，导致局部血流增加、血管通透性增加，使白细胞和其他免疫细胞渗入受损组织。因此，长期的慢性炎症容易导致组织损伤和纤维化。

同时，在慢性炎症的过程中，**免疫细胞可能无法完全有效地清除引起发炎的刺激物**，使得这些细胞在受损组织中渐渐累积，会进一步增加炎症的后续反应。

简单来说，慢性炎症犹如小火苗，会在身体的许多地方发生，但是不容易觉察，等到火变大时，才发现已经很严重了。最常见的慢性炎症表现为黏膜发炎，小到口腔溃疡、过敏性鼻炎、胃炎、皮肤瘙痒等，严重的如肥胖症、子宫肌瘤、子宫腺肌病、高胆固醇血症、糖尿病、高尿酸血症 / 痛风、关节炎、记忆力减退、阿尔茨海默病……甚至包括各种肿瘤，这些都可能是由于身体的慢性炎症造成的。

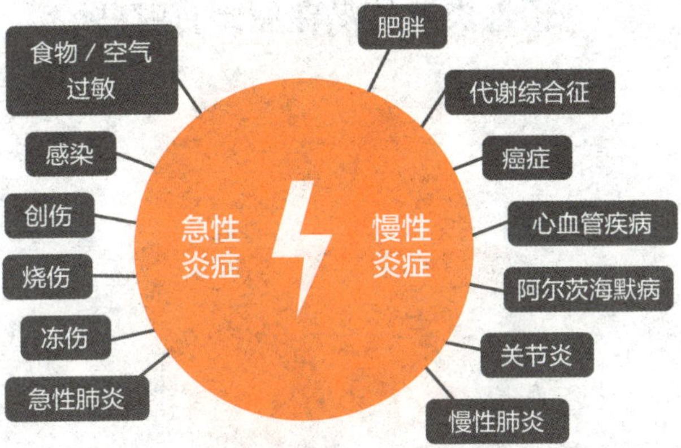

现代人为何深受慢性炎症影响

那么，为何会出现慢性炎症？最大的原因是日常的不良习惯。疾病不是突然发生的，而是在日复一日中慢慢累积的。所以，最困难的往往不是治疗疾病本身，而是改变生活作息习惯，就像对于喜欢饮酒的人来说，要戒酒非常不容易。市场上有些书会教导大家“利用 21 天改变习惯”，但相信实际执行过的人都知道，这并没有那么简单。

现代人容易生病的主因，大多是源于“睡不饱、压力大、没时间、没体力”这四点。

慢性炎症的潜在原因有哪些

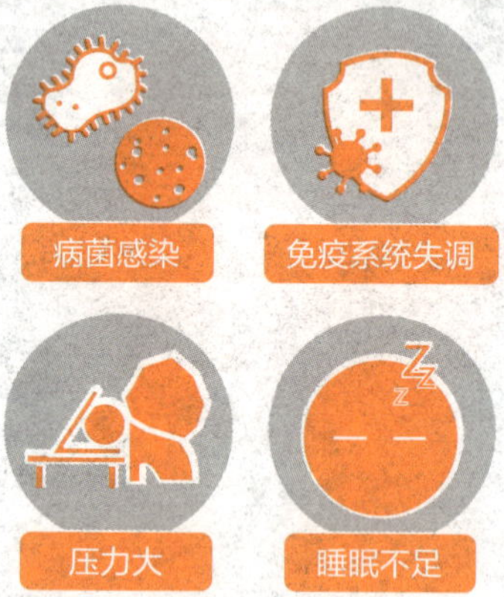

◆ 痛点一：睡不饱（睡眠不足）

城市里的上班族最大的困扰就是睡眠严重不足。每天忙不完的事情，来自各方的压力，还会导致睡眠质量越来越差。每天早上起床时，都感觉没睡饱。想去运动也抽不出时间。下班以后常常筋疲力尽，干什么都提不起劲。

“去看医生，医生叫我多运动、多休息，可我就是做不到”，想必这是许多人的心声。

◆ 痛点二：压力大

人到中年，压力不只来自工作，还有家庭。上有老、下有小，再加上工作忙得团团转，就算休假也无法好好地放松，让自己喘口气。在这种日复一日的压力之下，身体很容易出问题。

◆ 痛点三：没时间

很多打工人都是一进公司，就开始埋头工作。早餐没时间吃、没空喝水、忘记上厕所，等到好不容易有空，已经快接近中午了；午休时间也经常没办法安静地吃一顿饭，加班更是家常便饭，经常忙到晚餐变宵夜才能下班，吃完之后还没完全消化就要准备睡觉，长时间下来，胃很容易出问题。

◆ 痛点四：没体力

科技产品日新月异，导致许多人下班回到家的休息时间还会继续使用各种电子产品，比如浏览社交平台、玩电子游戏等。许多人认为这样可以缓解压力，但是长时间过度用眼、久坐不动，对健康是有百害而无一利的。

这些因素日积月累下来，会对身体的免疫系统造成伤害，可能会引起慢性疲劳、黏膜反复发炎，严重的还可能出现自主神经功能紊乱，如果不重视这些身体发出的警告，更严重的状况会随之而来。

慢性炎症会引起哪些问题

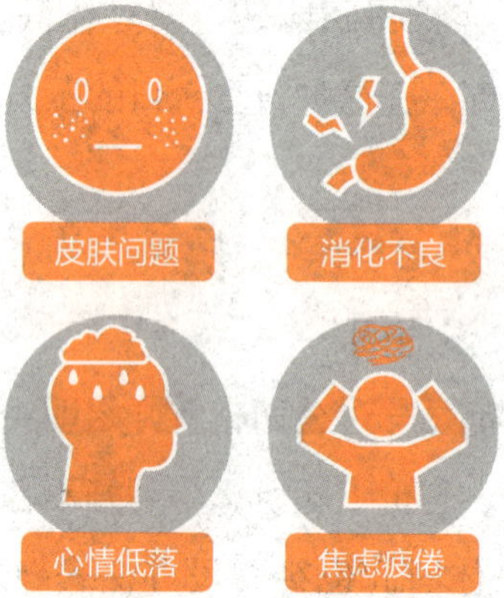

Point

年纪比较大的人，更容易发炎吗

一般而言，随着年龄的增长，人体的免疫系统和炎症反应会发生一些变化。身体老化会影响免疫系统的功能，使其不如年轻时那样敏感与高效，还可能导致身体对感染和其他疾病的抵抗力下降，更容易出现慢性炎症。

在老年群体中，慢性炎症很常见，且被认为与一些慢性病的发展有关，例如胆固醇偏高、心血管疾病、糖尿病和关节炎等。

为什么有些人的身体会反复发炎

许多人会在身体恢复之后不久，再次出现不舒服的发炎症状，循环往复很多次，这到底是什么原因呢？要回答这个问题，需要先认识一下免疫系统。人体免疫系统可分为先天免疫系统和后天免疫系统。

先天免疫系统的特点是反应速度快，通常在病原体入侵后几分钟就可以发挥作用。主要参与免疫反应的细胞是中性粒细胞、巨噬细胞等，它们一抵达“战场”，就会大口吃掉入侵的病原体。先天免疫系统的另一个特点是细胞们没有记忆力，一场仗打完就解散，每次战斗都是全新的开始。其中有部分细胞会在后天免疫系统中“兼职”，例如树突状细胞、巨噬细胞等，也在后天免疫里担任“传令兵”。先天免疫系统是人体健康的第一道防线，是每个人与生俱来就拥有的防御机制，比如皮肤屏障及呼吸道黏液等。

后天免疫系统需要由抗原呈递细胞（antigen-presenting cell，APC），例如树突状细胞、巨噬细胞等传递抗原（可诱发免疫细胞分泌抗体）后，才能激活免疫反应。在外来病原体入侵时，它的反应速度不如先天免疫系统，但它的优势是具备“记忆力”。在第一次遇到病原体后，后天免疫系统会形成记忆性淋巴细胞，之后再遭遇相同的“敌人”，免疫系统便可以更快速地做出反应，清除“外敌”。主要参与该反应的是 B 细胞、辅助 T 细胞、细胞毒性 T 细胞等。

▼ 免疫系统分类

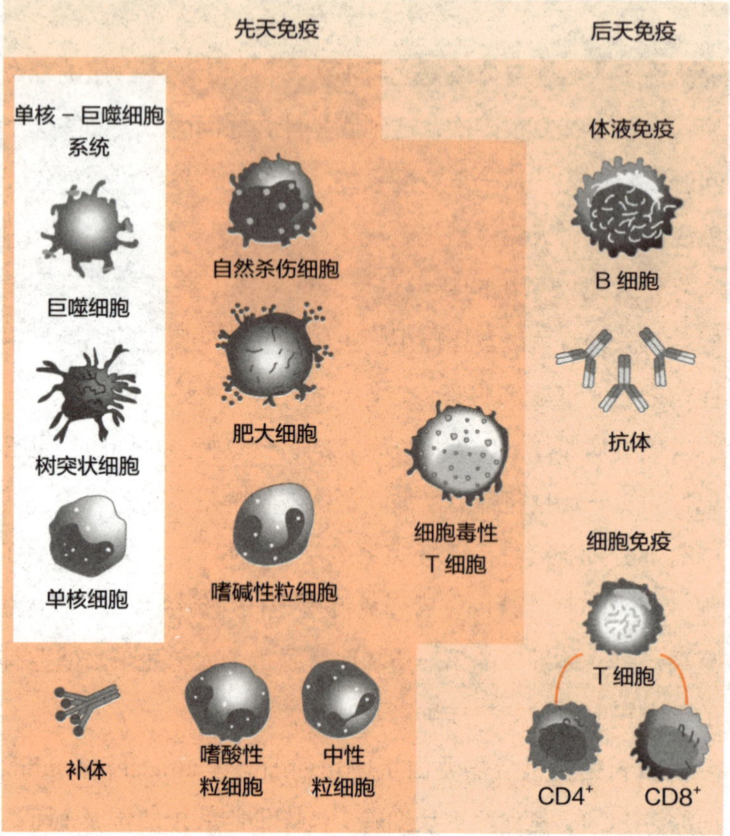

人体会反复出现慢性炎症，是由于多种因素相互影响，包括先后天免疫反应在不同的情况下被激活，以先天免疫系统中的巨噬细胞功能为主，通常是由于巨噬细胞的运作效率不如预期，具体原因整理如下表。

先天免疫系统问题	患有免疫系统失调的疾病，如自身免疫性疾病，可能导致免疫系统攻击正常组织，引发慢性炎症。比如类风湿性关节炎、系统性红斑狼疮等自身免疫性疾病
持续反复的慢性感染	一些感染可能没有完全清除，在身体内反复发作，清除外来感染物质需要巨噬细胞协助，可能会引起长期或反复的炎症。慢性感染可能包括牙周病、慢性支气管炎等
遗传因素	每个人先天体质强弱不同，体质孱弱者更容易受到环境因素的影响而引发炎症。家族中有自身免疫性疾病或其他炎症性疾病的家族史可能会增加个体患这些疾病的风险
生活因素	包括营养不良、运动缺乏、睡眠不足和压力过大，都可能影响免疫系统的功能，使身体更容易发炎
环境因素	某些环境因素，比如空气污染、重金属污染，都有可能引起或加剧身体的炎症反应
年龄	随着年龄的增长，免疫系统功能会随之下降，使老年人更容易发生慢性或反复的炎症

中药迷思澄清

近几年，随着信息交流越来越便捷，网络平台上出现了很多关于中医、中药的各种讨论，再加上一些“中药会导致人中毒”的新闻报道，更是加深了大家对中药的疑虑。接下来，针对几个常见的关于中药的迷思来详细说明。

◆ 迷思一：吃中药安全吗

所有的中草药都来自于大自然，包括动植物、矿物、真菌类……所有在典籍上有记载的中药，都是经过数千年的使用以及反复验证过疗效的。但是，并不是所有的草药都是中药，有些属于各地方的民间草药，其实是地方性的植物药材，使用人口少，对于身体的作用也不如典籍中记载的中药材清楚有效，甚至连药物毒性都未必清楚。所以，有些媒体在报道时没有分清楚中药材和民间草药，容易引起误解，使大众认为中药不安全。

◆ 迷思二：中药有重金属及农药残留，是真的吗

正规厂商生产的中药粉都是经过 GMP（药品生产质量管理规范）检验合格的，因此，不必担心重金属及农药残留问题。

而更常用的中药饮片，在服用之前要经过高温煎煮，即使有重金属或农药残留，也是附着在植物纤维上，有的会随煎煮挥发掉，并不会进入药汁中，而且正规药厂的饮片也会经过 GMP 检验合格才能出售，所以可以放心服用。

◆ 迷思三：中药的毒副作用比西药大吗

西药大多属于小分子化学药物，而且纯度较高，当同时服用好几种西药，必须注意药物之间的相互作用，以及药物浓度对于身体的影响。化学药物虽然起效比较快，但大多服用后会有不良反应，长期服用还容易对肝肾造成损害。

而来自天然动植物的中药，**相对容易代谢，对身体没有化学性的伤害**。此外，中药在临床使用时多以方剂的形式出现，很少只使用单一种中药，通过“君臣佐使”的配伍

原则，可以将药物的毒性相互抵消掉。因此，中药的毒副作用对于人体的影响其实并不大。

◆ 迷思四：中药的作用很慢吗

在很多人的印象中，中药起效很慢，但其实这是误解。对一些轻证表证，一旦组方对证且剂量准确，一服药就会起作用。

而慢性疾病是长期不良生活习惯积累导致的，用中药调理也不可能立即见效，如同前面提到的跷跷板概念，一个已经倾斜的跷跷板，要把它拉回平衡，需要花一些时间。

所以，中药治疗起效的快慢取决于治疗哪类疾病。

医学小讲堂

关于服药的小知识

治疗慢性病的药物需要长期持续服用吗

有些慢性病通过中药治疗后，可以逐渐减少西药用量，但需要在医生的指导下逐渐减量。

通常，神经系统药物不容易戒断，因为神经系统药物往往有许多不良反应，且需要长期服用，否则有可能会影响大脑功能。因此，若是从年轻时期就在服用神经系统药物，可以尝试通过中药调理辅助治疗。

除了药物，还有其他的方式能调理体质吗

适度运动及均衡饮食是很好的调理体质的方法。正确的运动观念、规律的运动习惯，以及均衡饮食都能够帮助身体的跷跷板回到平衡。运动的某些作用与中药类似，比如，中医调理很注重血液循环，而适度的运动也有助于改善全身循环，因此，如果跷跷板的倾斜角度比较小，运动及饮食就可以恢复，不必吃药。

看中医，需要长期看诊服药吗

中医治疗是从身体的本质进行调整，而不是单纯治标，所以治疗时间会比较长，通常以 3 个月为一个基本疗程，如果患病的时间已有数年之久，疗程可能会更长。但也要看具体疾病，如果只是感冒，通常 1 周左右就能痊愈，不必长期看诊；但如果是慢性病或睡眠障碍，就需要较长的时间治疗调理。

Chapter 2

自我体质检测

检视你的炎症状态

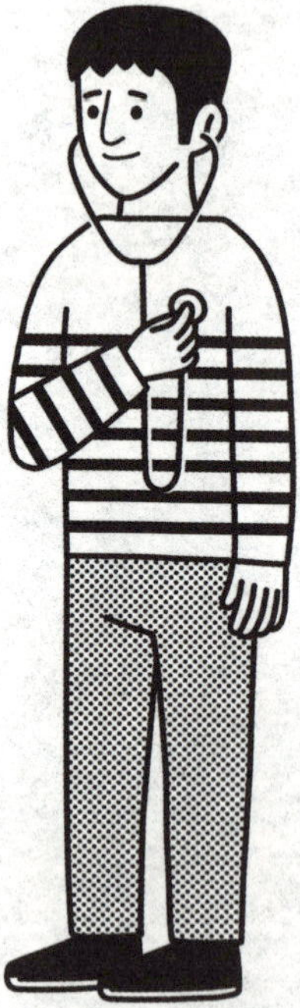

从历代中医名家的观点来解析体质

关于中医体质学说的论述，最早见于《黄帝内经》，其后历代医家亦有相关论述。

中医四大经典著作之一《伤寒论》中提到，疾病的转归与体质因素有很大关系。不同体质的人在外感邪气时，起初产生的感冒症状会因为体质不同而相异。当然，东汉时期的张仲景对于体质的分类方式与近代不同，《伤寒论》的体质分型结合了“六经分型”与“八纲辨证”，八纲即阴、阳、表、里、寒、热、虚、实。

而“脏腑理论”则源自《黄帝内经》的“藏象学说”，由“五行”对应“五脏”的理论，之后金元时期的医家张元素的“脏腑论治”将藏象理论做了一个承前启后的贯通，并应用在中医内科杂病的治疗中。

本书中提到的中医体质分类，是北京中医药大学王琦教授提出的定义：“体质是在先天遗传和后天获得的基础上所形成的形态结构、生理功能、心理状态方面综合的、相对稳定的固有特质。”这一定义强调体质既受先天遗传因素影响，又与后天的生活环境、饮食起居、情志变化等多种因素密切相关。同时，体质在形态结构、生理功能和心理状态等多个维度上有所体现，并且具有相对稳定性，但也并非一成不变，通过合理的调养和干预，可以在一定程度上得到改善和优化。

王琦教授认为，体质既是稳定的个体特征，又具有个体差异性，会受到遗传和环境因素的影响，可以决定个体对致病因子的易感性及其所产生病变类型的倾向。因此，在临床上，体质可以指导疾病预防及诊治。

从中医的体质学说观点来看，**人体正气的盛衰决定了人体抗病能力的强弱，而人体正气与个体体质关系密切**。体质强壮者，正气旺盛，有流行性疾病时不易被感染；体质虚弱者，当周围有人感冒时就容易被感染。

中医的“治未病”思想早在《黄帝内经》中就已经出现，就是在有症状之前察觉身体异常，采取预防性治疗，以降低发病或病情转变的可能性。在《素问·四气调神大论》中有记载：“是故圣人不治已病治未病，不治已乱治未乱，此之谓也。”指出圣人能够在疾病尚未发生前，进行治疗。

“未病”的另一层含义可以理解为已病而未传，即尚未从单一病变器官影响到其他脏器，如张仲景在《金匮要略·脏腑经络先后病脉证第一》里列举的经典例子：“问曰：‘上工治未病，何也?’师曰：‘夫治未病者，见肝之病，知肝传脾，当先实脾。’”因为“肝可传脾”，故采取预防措施“先实脾”，以防止其他器官受到影响。中医的体质学说为“治未病”提供了全新的思路，让我们能防患于未然。

六大体质是如何形成的

本书把众多体质化繁为简，按照从健康体质状态发展为疾病体质状态的顺序分为“平、虚、湿、痰、瘀、结”六大类型。人体的五脏六腑各自有其不同的状态，因此，在门诊中，我们很难依照教科书的体质分型做出明确的区分，每当患者问及体质属性时，很难用一两句话解释清楚具体脏腑的归属及类别，这种整体上的简化分类，更容易让人理解自己的体质属性。

不过，人体的小宇宙与外界环境的大宇宙互相联动，**体质状态每时每刻都处于变化之中**。比如，在刚运动完全身发热时，身体的血液循环是旺盛的，这时候属于温热性质，但是在喝下一整瓶冰凉的饮料后身体会瞬间降温，如果饮用过量冰凉的饮品，体质状态就会由热转为寒。所以，状态不太好的体质经过适度的调理，会渐渐得到改善，但如果平时不准时上床睡觉，吃东西太过随兴，原本良好的身体状态也可能朝不好的方向变化。

体质会受遗传、社会环境、自然环境、劳逸状况、疾病、药物及饮食等因素的影响。

六大体质的发展进程

这六大体质，按照疾病的发展顺序依次为：**平→虚→湿→痰→瘀→结**。

平和体质	健康状态。体质表现为健康，无特殊异常
虚性体质	容易疲倦、无力。虚性体质又分为气虚、血虚、阴虚、阳虚，通常表现为倦怠无力
湿性体质	为慢性炎症前期。湿性体质又分为寒湿与湿热
痰性体质	为慢性炎症期。体质表现多为代谢异常，体态较为臃肿
瘀性体质	为炎症造成的物质堆积状态。体质表现为循环异常，慢性炎症已实质性存在
结性体质	为炎症不可逆的状态。体质表现为易患肿瘤，但是有些肿瘤未必完全不可逆，预后与肿瘤的类型与阶段有关

◆ 平和体质

健康的人属于平和体质，也就是没有任何的病痛或不舒服的状态。但身体的健康状况不是一成不变的，长期不良的生活习惯会导致身体出现炎症反应。

◆ 虚性体质

如果长期睡眠不好，或是工作时间过长、压力过大、饮食不均衡等，身体就容易出现疲劳、倦怠无力等症状，这通常是虚性体质的表现。虚性体质又可分为气虚、血虚、阴虚、阳虚。

气虚	表现为疲倦无力、舌胖大、动辄气喘等
血虚	表现为面色苍白、睡眠不好、容易掉发等
阴虚	表现为盗汗、五心烦热，更年期比较多见
阳虚	跟气虚表现类似，但是阳虚的人比较容易怕冷、手脚冰冷

◆ 湿性体质

湿性体质又分为寒湿跟湿热两种，常表现为头重、全身没力气、舌苔白厚腻、大便黏腻不成形等。

◆ 痰性体质

如果湿性体质没有及时进行干预，将体内的湿气代谢出去，就容易发展成痰性体质。常见症状为肥胖、懒散不想动、皮肤口腔发黏、喉咙常有卡痰感、消化不良、水肿、大便黏腻不成形、舌苔很厚。

这里的“痰”，不单指咳嗽的痰跟水气，还包含应该从身体里代谢掉的东西，比如血管中过多的脂肪，甚至是水肿等。

◆ 瘀性体质

如果痰湿体质仍然没有引起重视，继续发展下去就会造成血瘀。

瘀性体质表现为皮肤、口唇、舌头颜色偏暗，血液循环不通畅，容易血脉瘀滞、阻塞，皮肤及黏膜颜色暗紫或发青、皮肤干燥瘙痒，易出现结节或肿块等。

如果身体正处于慢性炎症状态，我们的白细胞会将炎症细胞吞噬掉，但若身体瘀滞，发炎的部分就无法被组织细胞吸收或消灭，久了便会形成块状物，成为结性体质。

◆ 结性体质

结性体质的范围非常广，包括良性的肿块和恶性的肿瘤。在恶性肿瘤出现之前，身体可能已经长期处于慢性炎症、免疫功能下降的状态，如果免疫功能正常，则可以发挥作用处理这些情况，一旦身体瘀堵结滞，免疫细胞无法及时发现并处理，肿瘤细胞就会不断堆积，日久形成恶性肿瘤。

自我症状评测表：看看你是什么体质

以下量表是根据中国台湾地区 2008 年中医药年报中的指标做的简易体质分型。

大家可以根据自己的症状，在量表中勾选。以出现频率较高且分数总和较高者为目前主要的体质状态。

症状表现	从未发生（1分）	偶尔发生（3分）	时常发生（5分）
1. 不想说话或觉得没力气说话			
2. 眼前发黑			
3. 睡不醒			
4. 易出汗			
5. 肛门有下坠感			
6. 喜欢喝温热的东西			
7. 四肢无力、不想动			
8. 呼吸短浅			
9. 睡不醒			
10. 眼周浮肿			
11. 失眠			
12. 眼睛干涩			
13. 手脚有麻木感			
14. 指甲淡白			
15. 掉头发			
16. 头面潮热			

续表

症状表现	从未发生（1分）	偶尔发生（3分）	时常发生（5分）
17. 喉咙干			
18. 盗汗			
19. 身体发热			
20. 声音沙哑			
21. 腹胀、腹泻			
22. 舌苔厚			
23. 喉咙中常有痰			
24. 身体困重			
25. 大便黏腻不爽			
26. 经常感到闷闷不乐			
27. 容易精神紧张、焦虑不安			
28. 经常无缘无故叹气			
29. 胸胁部或乳房有胀痛感			
30. 咽喉部有异物感，吞不下也吐不出			
31. 皮肤发青			
32. 皮肤变厚变硬			
33. 血管扭曲变形			
34. 触摸到肿块			
35. 唇有紫黑斑点			

说明：

1~5 题为气虚；6~10 题为阳虚；11~15 题为血虚；16~20 题为阴虚；21~25 题为痰湿；26~30 题为气滞；31~35 题为血瘀（每项总分超过 15 分则表示属于该体质，如果有好几项都超过 15 分，则表示属于有多种类型的综合体质）。

舌象判断体质

平时，我们可以将舌头伸出来，照照镜子，比对下列的图像及文字叙述，来初步判断自己的身体处于何种状态。

正常舌	湿热舌	阴虚舌
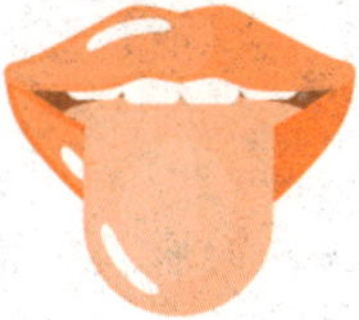 舌苔薄白， 舌淡红。	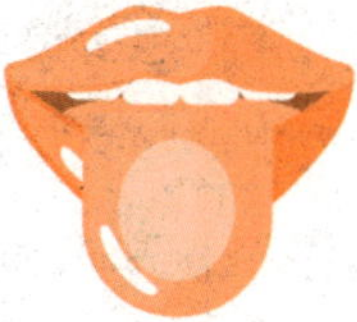 舌苔厚腻， 舌质淡红。	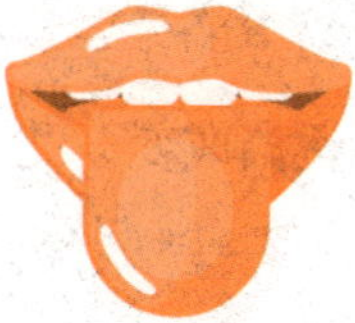 舌苔薄白， 舌质鲜红。
寒湿舌	**血虚舌**	
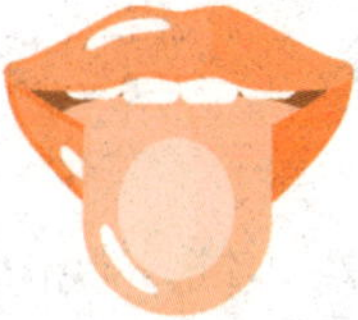 舌苔白腻， 舌淡红。	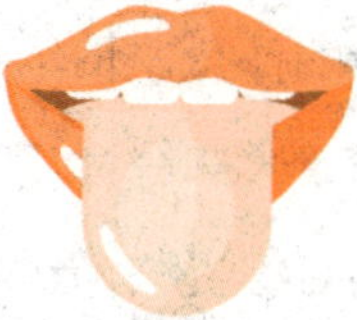 舌苔薄白， 舌质淡白。	

体质是天生的，还是后天造成的

读到这里，大家可能会疑惑，体质到底是先天还是后天形成的呢？简单来说，某种程度上，体质确实是先天的，后天必须通过努力，比如调整饮食、情绪压力、作息，并配合中药调理才能改变部分体质。

一般而言，健康的人属于平和体质，但由于生活环境、性格上的差异，再加上日常作息等诸多因素，会导致健康状态逐渐改变，此时，体质也会随之变化。

有些学者也在探讨某些特殊疾病如哮喘、胃病、癌症、心血管疾病等与中医体质分类的关系。有研究发现，肥胖痰性体质的人，患高血压、血脂异常、心血管疾病、糖尿病的概率明显大于非痰性体质的人。

由此可见，体质并非一成不变的，通过调整饮食习惯、保持适当的运动、规律的作息、情绪管理等，人们可以调理自身的阴阳平衡，从而改善部分体质。

体质的改变是个相对缓慢与渐进的过程。因此，我们在日常生活中通过中医调理体质时，不仅要用对方法，还要长期坚持，一步步改变体质。在患病前着重强壮体质，在患病后调理体质，使身体达到阴阳平和，恢复至最佳状态。

举个例子，如果原来是虚弱型的体质，经常感冒、怕冷、冬天手脚冰冷，通过中医药调理以及适度的运动后，感冒频率减少、手脚冰冷改善，体质就从原本的虚弱偏寒性状态回到平和健康的体质状态。所以，体质是可以通过后天的努力而改变的。

Point

何谓中医角度的“阴阳”

在中医理论里，“阴阳”是一个基本的核心概念，用来描述事物双方的相对性和平衡性。这一概念源自中国古代哲学，是《易经》中的思想，后来被引入到中医理论里。

阴阳是相对的概念，没有绝对的阴或阳。它们是相对而相互依存的对立面，形成了事物存在和运作的基本规律。例如，白天（阳）与夜晚（阴）的交替；寒冷的冬季（阴）和炎热的夏季（阳）互相制约。

中医强调阴阳平衡是维持身体健康的重要因素，身体的疾病状态，都与阴阳不平衡有关。

阴与阳之间是动态平衡的状态，双方在不断地变化和转化，比如在一天之中，白天是阳升起到落下，夜晚阴开始升起；在一年之中，从夏季（阳）慢慢转向冬季（阴），接着又重新转向夏季。这种变化和转化可以说是自然界和人体生理活动的常态。

医学小讲堂

体质常见问题解答

每个人只会属于一种体质吗？有没有可能同时属于两种以上体质呢

每种体质都有其特征，一个人可能在某些方面表现出某种主要体质特征的同时，还有其他体质的某些特征。因此，人是可以具有主次体质的。

不过，体质分类在中医里是个具有争议的概念。在临床上应用时，也可能会因个体差异和医生观点的不同而有所不同，本书为了帮助大家更好地理解，将体质分型简化了。

体质会受到气候影响吗

影响体质的因素非常多，包括居住环境、气候，以及不同的生活状态、饮食行为等，因此，会有“一方水土养一方人”的说法。气候作为环境中重要的部分，一定会对体质有影响。

比如，极端的气温、湿度，可能使人更容易感染疾病；高温和干燥可能加剧哮喘或其他呼吸道疾病的症状，增加心脏病和脑卒中（即中风）的风险；季节性情感障碍就与季节性气候变化有关；湿度和降雨量的改变，可能影响人体水分的摄取和排出；干燥而冷冽的气候则会导致皮肤干燥；高湿度环境可能影响皮肤上的微生物生长。这都是气候变化对人体造成的影响。

常常便秘，是不是该多吃些下火的食物

便秘的原因有很多种，比如肠道干燥或是压力太大，如果是肠道干燥，则要多吃有助于润肠通便的食物，此时不建议吃太多下火的食物。

若是压力过大造成副交感神经受抑制导致的便秘，则要在日常养成有便意就如厕的习惯。

月经时常两三个月才来一次，大便经常不畅，脸上长很多痘痘，是不是代表我火气很大

月经不准，周期变长，可能与生活压力过大或者内分泌失调（如多囊卵巢综合征导致激素紊乱）有关，多半属于下腹部的气血循环不佳，也会连带导致大肠蠕动不良。因此，可能属于下焦偏寒的体质。但是脸上又容易长痘痘，可能是所谓的“上热下寒”、寒热夹杂的体质类型。在治疗上应当寒热同调，才能改善症状。

常常手脚冰冷，是不是因为身体太寒

在一般认知里，手脚冰冷大多属于寒性体质，但并不绝

对，很多时候，因为气滞导致血液循环无法抵达四肢末端，也会造成四肢冰冷的情况。

比如，有一种疾病叫作雷诺病。这种疾病会导致血管痉挛，使手指和脚趾血液流动减少，引起局部缺血和发痒、麻木、刺痛等症状。受影响区域的皮肤会变得非常白，然后发青紫。这种现象通常是因受寒冷或湿气环境、情绪压力等因素影响而出现。中药在治疗时会以补气为主，通过疏通气血来增加血流，缓解症状。

Chapter 3

平和体质

精力充沛、积极乐观

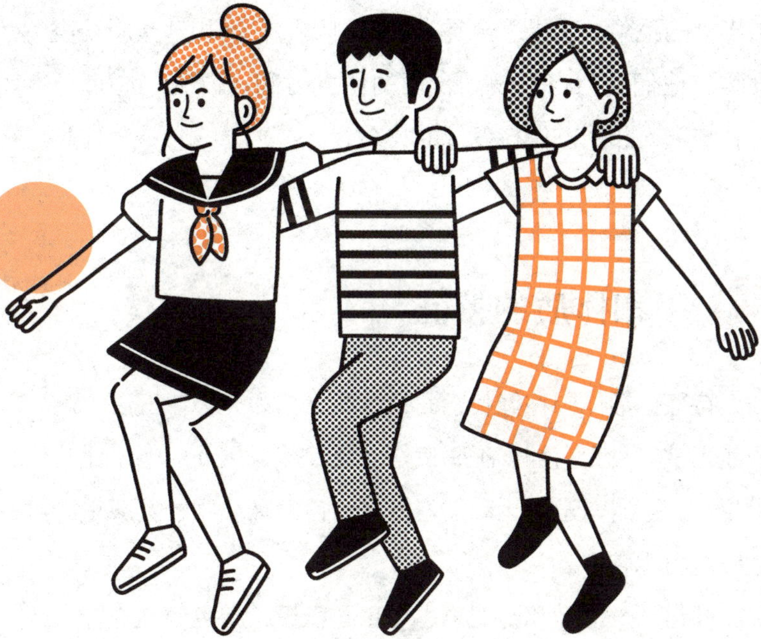

何谓平和体质

平和体质是最健康的体质，说明先天禀赋良好，后天养生得当，没有太多的病痛。

平和体质即使在后天的环境里出现一些小毛病，也很容易痊愈。这样的人往往会呈现出精力充沛、积极乐观的状态，比如我们时常看到的一些企业高级经理人、创业者等。

这类人通常会维持规律的作息，每晚都保证有充足的睡眠（成年人睡眠时间一般为 7～9 小时）。每周至少进行 150 分钟的中等强度有氧运动，如快步行走、游泳或骑自行车等，以及 2 次以上的无氧运动。坚持均衡多样化的饮食，包括丰富的蔬菜、水果、全谷类、蛋白质类食物和健康脂肪类食物。他们会为自己规划合理的休息时间，以减轻心理压力，与家人和朋友保持良好的关系。

平和体质的特征

特征：形体匀称健壮、面色红润、精力充沛、五脏六腑功能正常。目光有神、睡眠良好、胃口佳、排便顺畅。比较少生病，平时有适度运动的习惯，对自然环境跟社会环境的适应能力比较好。

性格：个性随和开朗、思想正面积极，并且精力充沛。

平和体质特征	
情绪稳定	不容易出现情绪波动，能够妥善应对生活中的压力和挑战
乐观向上	乐观看待事物，对生活充满信心，能够积极面对困难，并在逆境中保持良好的心态
宽和包容	能够接纳他人不同的意见和行为，不易对事物过于苛求
和谐的社交	在人际关系中可与大部分人和谐相处，不容易与他人发生冲突，善于解决矛盾
稳定的工作和生活节奏	能够维持稳定的工作和生活节奏，不易受到外界变化的干扰
适应力强	对环境的适应力较强，能够灵活应对变化

如何维持健康的身体？平和体质的保养建议

饮食：均衡饮食，避免过饥、过饱或暴饮暴食。

生活：养成良好的生活习惯，保证充足的睡眠，避免积累过大的精神压力。

运动：维持适度的运动习惯，训练心肺功能，例如规律的慢跑、球类运动。年长者可以加强肌肉训练或者是练太极拳等较为温和的运动。

食疗：平时可以喝用黄芪、甘草、红枣等健脾养胃的中药泡的茶饮。

保健品：不必额外服用保健品，如果需要，可以补充综合维生素、矿物质。

哪些症状可以从中医角度来解决

平和体质在日常生活中也会出现一些不适症状，可以通过中医药进行调理。

平和体质的人出现的症状往往程度较轻而短暂，不会对身体和生活产生较大的负面影响，通过简单调理很快就可以恢复。

轻微消化不良	可能出现食欲不振、胀气、轻微的胃肠不适等
轻微失眠	有时可能会有入睡困难、夜间醒来等睡眠问题
过敏反应	对某些特定物质可能会有轻微的过敏反应，例如花粉、灰尘等
情绪波动	偶尔会有情绪上的波动，但不影响生活

医学小讲堂

需要留意的身体小病痛

日常作息会对体质造成哪些影响

时常熬夜容易上火，会渐渐形成阴虚火旺的体质，容易出现皮肤油腻、痔疮发作、长口疮等。所以，健康的睡眠习惯与良好的睡眠品质，对于维持平和体质非常重要。

除此之外，不规律的饮食和作息也会对代谢产生影响，不仅会增加体重控制的难度，还可能导致疲劳、焦虑、抑郁，甚至影响生育和生殖健康，干扰体温、激素分泌和血压等。

要如何分辨自己是过敏还是感冒

过敏和感冒具有一些相似的症状，但引起的原因和治疗方式有所不同。

	过敏	感冒
原因	通常是由过敏原引起，如花粉、尘螨、宠物毛发、细菌等。当免疫系统对这些过敏原产生反应时，就会释放组胺等化学物质，导致过敏症状出现	通常是由病毒引起的呼吸道感染，如腺病毒、冠状病毒等

续表

	过敏	感冒
症状	流鼻涕、打喷嚏、鼻塞、眼睛痒、喉咙痒、头痛等。通常症状发作比较急，而且与季节或环境变化有密切关系	流鼻涕、打喷嚏、喉咙痛、发热、头痛、肌肉酸痛等。感冒的症状比过敏更为广泛，且经常伴随全身不适
持续时间	通常会持续较长时间，可能是几周或数月	往往持续时间较短，约为 1 周。感冒通常在感染后的几天内发病
治疗方法	中医认为过敏性鼻炎为“鼻鼽”，属于“肺脾虚寒”，因此在治疗时，初期会用“通利鼻窍，温肺化饮”的治法，后期再“健脾补肺”，进行长期的保养	感冒初期在中医里大多为“外感风寒”所引起，因此会以“疏风散寒，解表”为主要治法，即用一些解表药，让身体轻微出汗，把寒气逼出体内

为什么换季时，身体容易不舒服

换季时，温度与湿度会发生改变，身体来不及调整，经常会出现皮肤鼻子过敏或气喘发作等症状；在气温变化较大时，许多人还会出现胃痉挛的症状。

此外，换季时日照时间的变化，还可能会干扰人的生物钟，导致情绪和睡眠发生变化。

临床案例

在我的门诊中，有许多小儿过敏患者前来看诊，多数都是吃了不少抗组胺类的西药、喷了不少鼻喷剂之后都无法根治才来找中医。通过鼻腔镜检，通常都会看到他们有鼻黏膜增生现象，有些孩子的鼻黏膜增生甚至已经快要把鼻腔的通道完全阻塞，导致他们躺下无法顺畅呼吸。

像这样的状况，我通常会建议先吃中药调养，让孩子的体温恢复正常。通常流鼻涕、打喷嚏是身体对于外在环境敏感的自然表现，治疗到第二周左右，流鼻涕打喷嚏的状况会明显改善。

如果鼻发炎程度不严重，孩子夜间可以正常呼吸，即便肿胀的鼻黏膜还没有恢复正常，也可以先停用抗组胺西药，用中医药来进行调理。

中医常讲要让“邪有出路”，该排出的废物，应让它顺利排出，这样才能从根本上解决问题，一味用药物强行压抑是无效的。

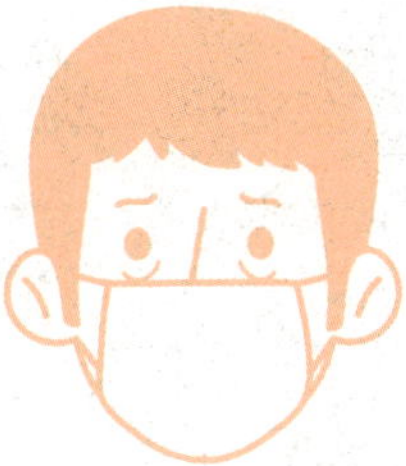

Chapter 4

虚性体质

畏寒乏力、气血不足

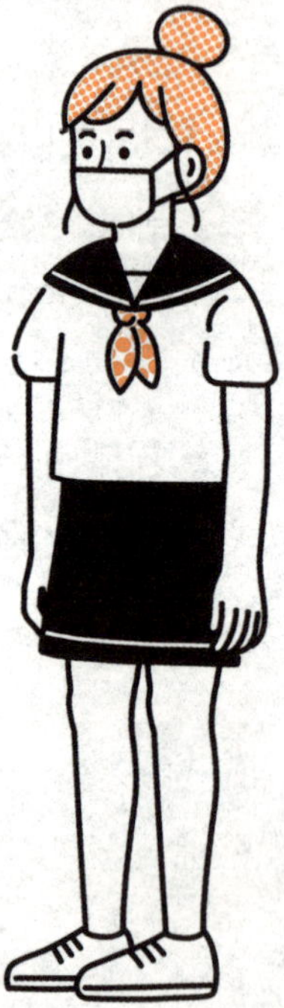

何谓虚性体质

宜芳每天起床都觉得很疲倦，出门上班的时候常常感到脚步沉重，力不从心；中午一定要午休，不然下午可能会“断电”。天气转凉的时候，别人只需要穿一件薄外套，宜芳却必须贴上暖宝宝才不觉得冷。

她的脸色看起来有些苍白，眼睑浮肿，饮食状态正常，但是食欲不太好，不管吃得多么营养，体力与精神都没有得到改善。

宜芳的表现即为典型的虚性体质。虚性体质可分为气虚、阳虚、血虚、阴虚四种。

◆ 气虚

特征： 肢体容易疲倦、说话声音低弱、容易出虚汗、脸色偏黄或淡白、头发无光泽、容易头晕健忘、大便正常或是稀软、小便正常或者次数偏多。

性格： 内向、情绪不稳定、胆小、不喜欢冒险。

说明： 气虚体质的人最容易感到疲倦。比如，上体育课时，气虚体质的人跑不了多久就脸色惨白、气喘吁吁，甚至会出现头晕目眩的症状。这类型的人很**容易生病**，稍微吹到冷风就会感冒，身边有人感冒，很容易被传染。

◆ 阳虚

特征：吃凉的食物后会感到不舒服、面色淡白、唇色较淡，容易掉发、精神不佳、睡得多、常出汗，大便稀软、小便颜色清且量多。除了气虚的症状，还有怕冷、四肢冰冷。

性格：多沉静、内向。

说明：这类型的人最常见的疾病是**慢性腹泻**，常常一天排便数次，大便不成形，营养难以被吸收，所以体型大多偏瘦小。阳虚的女生来月经时会痛经，这类型的痛经属于子宫虚寒型。上述两种疾病是阳虚型腹泻以及阳虚型痛经。建议阳虚型体质的人少食生冷，日常多食用温热食材以及温性茶饮。

◆ 血虚

特征：面色苍白，眼睑、口唇、舌质、指甲颜色淡白；容易眩晕，眼花、眼睛干涩；心悸、多梦、健忘、精神疲劳、手脚发麻；女性月经量少或颜色淡红，容易掉发。

性格：比较内向、胆小、不善交际。

说明：这类型体质的人在临床上容易出现缺铁性贫血等。症状为月经量少，肌肤甲错（皮肤过度干燥、粗糙），掉发，睡眠不佳以及排便不畅等。西医治疗时大多会补充铁剂，但是有许多人吃了铁剂会出现严重的便秘。中药治疗血虚最常用的方剂是四物汤。血虚的人，日常可以喝四物汤炖鸡作为药膳进行调理，服用一段时间后，症状会有所改善。

◆ 阴虚

特征：喜欢喝冷饮，眼睛酸涩，脸颊潮红或发热，皮肤干燥、易长皱纹，容易失眠；大便干结、小便短而不畅。除了有血虚的症状，还有怕热、手心热、潮热盗汗。

性格：性情急躁，外向好动、活泼。

说明：阴虚体质常见的表现类似**更年期综合征**，典型症状为潮热、盗汗。在中医理论里，阴阳是相对的，就像跷跷板的两端，当阴不足时，阳就会相对偏盛，但并不是真的阳过盛。经常熬夜晚睡的人较容易变成阴虚体质，会表现出阳相对旺盛的上火症状，包括容易长痘痘、眼睛干涩、长口疮、口气较重等。

▼ 阴阳与健康的关系

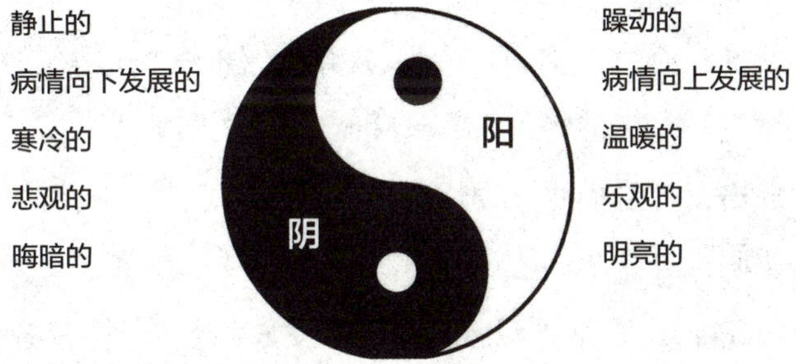

不管是以上哪种虚证，只要身体虚弱，免疫系统就会下降。造成这些虚证的原因非常多，有可能跟先天遗传有关，也可能与后天的饮食、运动、情绪压力、居住地环境等各种

因素相关。我的门诊时常会遇到各种类型的虚证，天气转凉就容易拉肚子的，属于**脾胃阳虚**；有些人来月经的时候头晕眼花，或者昏昏欲睡，属于**气血不足**；有一些女性朋友，还没有到停经或更年期，就觉得身体燥热，这种属于**阴虚发热**；有的男性在夜间睡眠不足或熬夜时，也会产生阴虚的症状。

虚性体质常见的症状与疾病

除了上述四大虚证，每个脏腑所呈现的虚证表现又各有不同。

◆ 心气虚

特征：心悸、胸闷，失眠、多梦、健忘，脉结代*或细弱。常见于交感神经兴奋、有睡眠障碍的人群。

性格：容易担心、烦忧，多为急性子。

说明：临床上的心律不齐、心力衰竭、慢性阻塞性肺疾病（COPD）、睡眠呼吸暂停综合征（SAS）、慢性疲劳综合征、肌无力、焦虑、抑郁等疾病，有部分类型属于心气虚。

* 结脉，指迟缓且有不规则间歇的脉象。代脉，为缓慢而有规则的间歇，且间歇时间较长的脉象。相当于西医常说的“心律不齐”。

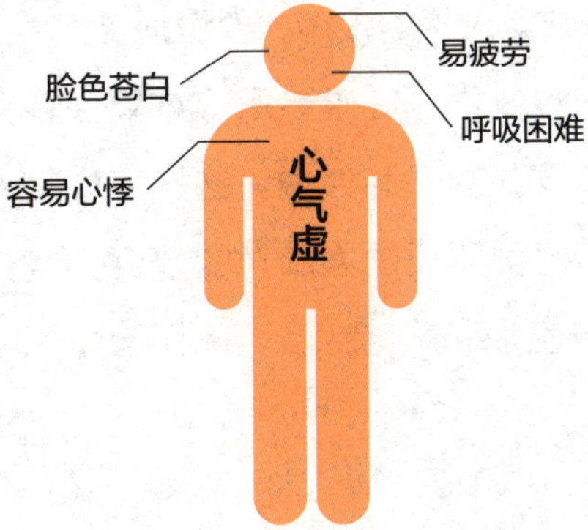

◆ 肺气虚

特征：久咳，痰白，气短喘促，易患感冒。常见于平时运动量不足，免疫力低下的人群。

性格：较为内向，害羞，保守，不爱晒太阳，不喜欢户外活动。

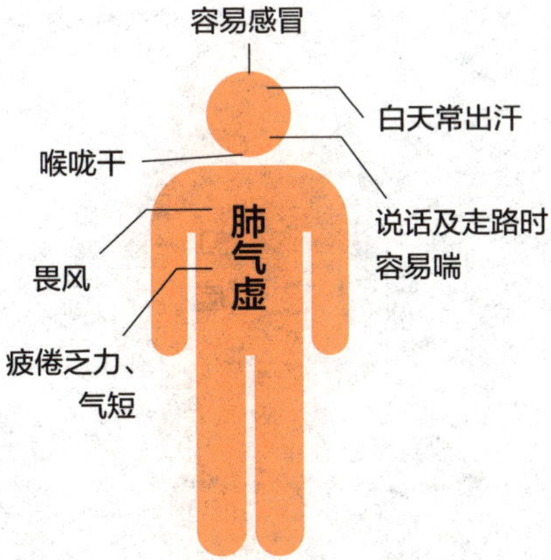

说明：临床上常见的疾病，如慢性支气管炎、慢性阻塞性肺疾病、气喘发作、呼吸衰竭、过敏性鼻炎、过敏性支气管炎等，有部分属于肺气虚。这些疾病的发生部位在呼吸系统，因为此类体质的人肺功能较弱，气体交换能力不强，平时容易感到头晕、疲倦、气怯声小，免疫功能也较为低下。

◆ 脾气虚

特征：大便溏泄（排便次数增多、大便不成形）、食后腹胀、腹部疼痛按压会缓减，面色萎黄、食欲减退、肌无力。常见于消化功能异常、肌少症患者。

性格：容易紧张，压力大，吃东西速度快。

说明：临床上常见脾气虚的疾病包括溃疡性结肠炎、胃

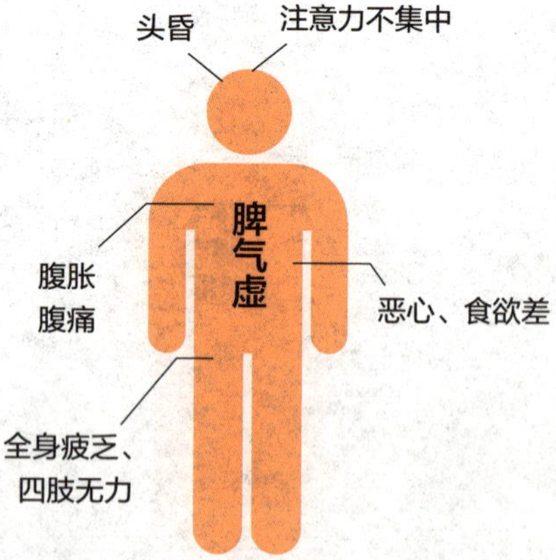

食管反流、慢性胃炎、便秘、消化功能障碍、萎缩性胃炎、低血糖、脾虚水肿等。这类体质的人，由于肠胃吸收功能不佳，容易营养不良，出现无力倦怠、头晕、消瘦等症状。

◆ 肝阴虚

特征： 头晕目眩、肢体麻木、急躁易怒或抑郁常叹息、双目干涩。常见于压力大、容易紧张焦虑的人群。

性格： 急性子，完美主义者。

说明： 临床上常见的疾病如慢性肝炎、脂肪肝、高血压、失眠、焦虑、抑郁、月经不调、干眼症等，部分属于肝阴虚。在中医里，“**肝主疏泄**”，即肝主要负责让全身气机保持顺畅、气血运行正常。疏泄，包含平衡情绪、代谢功能正常。所以，当肝阴不足时，可能会导致情绪无法纾解，以及代谢废物的堆积。

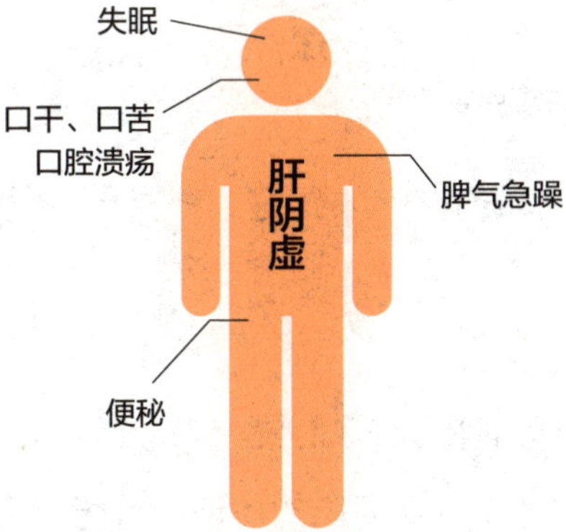

◆ 肾气虚

特征：腰膝酸软或足跟痛；耳鸣或耳聋，牙齿松动；尿不尽或尿失禁，性功能减退，不育不孕。常见于慢性疲劳，睡眠不足，休息不够或是不孕不育的人群。

性格：较为劳碌，事情没做完不会休息。

说明：临床上常见的肾气虚疾病包括慢性肾脏病（CKD）、慢性疲劳综合征、男性阳痿和女性性欲低下、不孕不育、小便频急量多、腰膝酸软、记忆力下降、骨质疏松等。中医认为"**肾主骨、生髓**"，肾除了掌管泌尿系统以及生殖系统功能，还与骨质及脑髓有关。肾气虚若发生在年长者身上，大多是因为自然老化，现代年轻人的肾气不足，多与长期劳累、睡眠不足、房事不节等原因相关。

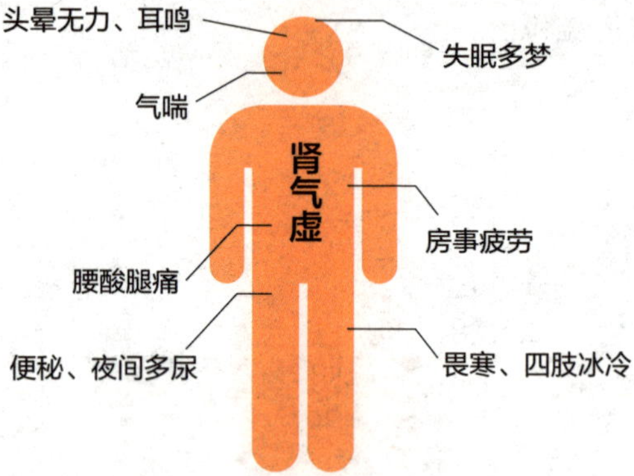

从上述可以看出，不同性格会呈现不同的体质，说明不管是五脏六腑还是气血阴阳的虚证，可能与先天性格有关。

日常进行生活调理、情绪调整，并搭配适度的运动、中药调养，虽然无法完全改变先天体质，但可以在某种程度上对其加以改善。

虚性体质的保养建议：滋阴养血、预防肾虚

以下为四种虚证体质的日常保养方法。

气虚体质	饮食建议	多食用含优质蛋白的食物
	生活指南	保证充足的睡眠
	运动建议	低强度运动
	中药建议	补中益气汤

阳虚体质	饮食建议	多食用温热食物
	生活指南	多晒晒太阳，多做户外运动
	运动建议	中强度运动
	中药建议	四逆汤

血虚体质	饮食建议	多食用富含铁、优质蛋白的食物
	生活指南	高品质的睡眠、少熬夜
	运动建议	低强度运动
	中药建议	归脾汤

阴虚体质	饮食建议	减少烤、炸、辛辣等燥热食物
	生活指南	少生气，尽量保持情绪稳定
	运动建议	中强度运动
	中药建议	知柏地黄汤

适合虚性体质的中药方剂

◆ 补中益气汤

主要用于调节、增强脾胃功能，可以帮助气虚体质人群补充能量。在中医理论里，脾被认为是“后天之本”，负责消化食物并提供身体所需的能量。当脾胃功能虚弱时，会导致疲劳、食欲不振、消化不良等症状，补中益气汤可以改善这些情况，有助于增强免疫系统功能，提高对疾病的抵抗力。

◆ 四逆汤

四逆汤是一种温补方剂，被用来治疗虚寒性疾病，适用于容易感觉寒冷、四肢冰冷、脉弱的人。

◆ 归脾汤

主要作用为补气养血，有助于增加身体的气血供应，改善贫血和气血亏损所引起的虚弱和疲劳。主要组成包括当归、炙黄芪、白术、茯苓、炙甘草等中药材。

◆ **知柏地黄丸**

知柏地黄丸有助于改善肾功能，特别适合治疗肾阴亏损的相关症状，如腰痛、尿频、耳鸣、耳聋等。因其滋阴清热的作用，有助于缓解虚热症状，如口渴、嘴干、尿频、潮热等。

适合虚性体质的保健品

◆ **红景天**

红景天是一种生长在高山地区的草本植物，被广泛用于传统医学。它有助于提高身体对压力的适应能力，减轻焦虑情绪，还能够减轻疲劳感，提高工作效率。有研究表明，红景天可能对心脏健康有益，可帮助降血压，改善心脏功能，减少心脏疾病风险。购买红景天产品时，要选择可靠的品牌，以确保品质与安全性。

◆ **大豆异黄酮**

大豆异黄酮是一种植物化学物，主要存在于大豆及其制品中，如豆腐、豆浆。它可以帮助调节女性内分泌，有助于减轻更年期的不适症状，如潮热和情绪波动。还能降低低密度脂蛋白胆固醇（LDL-C），促进心脏健康。有研究显示，大豆异黄酮可能有助于维持骨密度，减少女性更年期后骨质疏松的风险。

◆ 山药

山药是一种常见食材。新鲜山药含有山药皂苷，对于胃肠道健康有益，可帮助改善消化。在传统中医学里，山药还常被用来缓解女性更年期的一些症状，如潮热、盗汗、情绪波动。

◆ 叶酸

叶酸又称为维生素 B_9，是一种水溶性维生素。叶酸有助于红细胞的形成，可以帮助预防和治疗因叶酸缺乏引起的巨幼红细胞贫血。叶酸还是 DNA 和 RNA 合成所需的关键成分，对细胞分裂和生长至关重要。所以它在妊娠期间特别重要，孕妇对叶酸的需求量比普通人高。

◆ 老姜

老姜通常是生长多年的姜。它可用于缓解消化不良、恶心、呕吐和胃胀等肠胃不适症状，还有助于改善血液循环，对降低血压和预防心血管疾病有一定的帮助。

医学小讲堂

中医里常用的三伏贴是什么

三伏贴有哪些功效？其作用原理是什么

三伏贴一般选用温热性的药材磨成粉，与姜汁一起调和成泥状，再敷贴于特定穴位上。利用药材的温热及穿透性，改善身体的血液循环、调整体内阴阳平衡，缓解身体的不适症状。

哪些人适合使用三伏贴

三伏贴是中医里常用的一种外治方法，通常用于改善体质、调理身体。然而，并不是所有体质都适合用三伏贴。以下几类人群可以用三伏贴进行调理。

- 过敏体质：三伏贴有温热的作用，对于寒性体质的人群常出现的过敏性鼻炎、气喘等肺脾虚寒症状，具有缓解作用。
- 血液循环不畅、气滞血瘀者：三伏贴的热敷作用可以促进血液循环，对于气滞血瘀有改善作用。
- 关节疼痛、肌肉酸痛者：三伏贴可以缓解风寒湿性疾病导致的肌肉关节酸痛。
- 体寒易感冒者：对于寒邪入侵引起的感冒，三伏贴的温热作用有助于改善其症状。

- 阳虚体质者：三伏贴的温热作用有助于提升体内的阳气，对于某些阳虚体质的人群来说，可能具有一定的调理作用。

穴位敷贴有哪些需要注意的地方

穴位敷贴的时间通常不宜过长，以防止皮肤过敏。此外，使用穴位敷贴前，要确保贴敷部位的皮肤干燥清洁，避免有伤口、破损或皮肤炎症等情况。使用之前最好先进行皮肤敏感测试，以确定是否适合使用。

Chapter 5

湿性体质

油光满面、多痘多疮

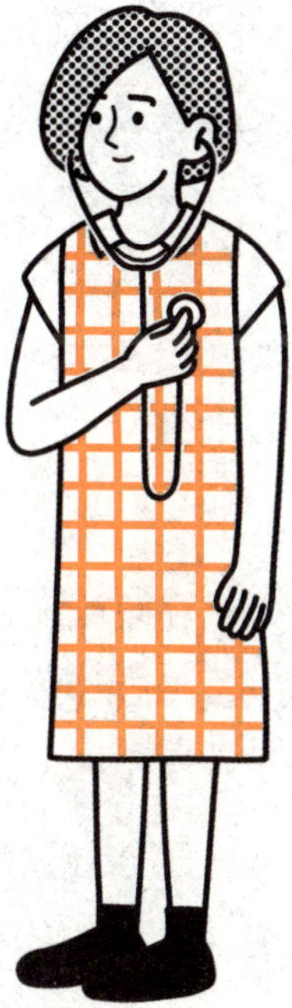

何谓湿性体质

许多人对于湿气的印象，往往是容易水肿、排便排不干净、容易拉肚子……除此之外，舌苔白厚腻、易出现皮肤疾病等，也是湿性体质的特性。

中医对于湿气的特性描述，有以下几点。

描述	详细说明
湿性重浊	湿气会让身体感觉沉重、行动不便，局部或全身浮肿，关节酸痛，以及出现湿疹等皮肤问题
湿性黏滞	口腔有黏腻感；大便湿润、不成形或有腹泻，尿频、尿急；病程缠绵反复，不容易痊愈
湿为阴邪，易伤阳气	易疲劳乏力、头晕头昏、胸闷恶心、肠胃消化不良，排便排不干净等
湿性趋下	湿的特性跟水相似，都是往下走的，所以湿邪容易侵袭腰部以下的部位。常见表现为女性白带较多、脚肿等

在夏天，由于天空中的热气向下沉，地面上的湿气上升，导致气候湿热，人们很容易感受湿邪而生病。

除了外感湿邪，中医里还有“内湿”的情况，即因水液代谢不佳导致的“痰湿阻滞”，其症状与慢性炎症相似。比方说，湿热体质出现的疱疹、毛囊炎、阴道炎症等都属于

偏热型的慢性炎症；寒湿体质出现的皮肤湿疹、关节疼痛、容易腹泻等是属于**偏寒型的慢性炎症**。

不管是哪一种炎症，其根本的原因都是**免疫系统功能低下**。当身体过度疲倦或是压力太大、睡眠不足时，就容易产生慢性炎症，因此，中医在治疗时，主要是从根本上调整免疫功能，而不只是缓解症状，这就是中药跟西药之间最大的差异。

Point

"上火"是怎么形成的

在中医理论里，"上火"通常是指体内阳明热盛，表现出一系列热证症状。长期的情绪压力和容易生气的性格，饮食过于油腻、辛辣、燥热，或者经常暴饮暴食等，以及长时间暴露在潮湿、炎热的环境中，例如在锅炉旁或高温的厨房中工作……都会导致"上火"。

湿性体质常见的症状与疾病

◆ 湿热体质

中医认为："湿热之证，阳明必兼太阴者，徒知脏腑相连，湿土同气，而不知当与温病之必兼少阴比例。"意思是，身体内有湿热通常会影响"阳明"和"太阴"这两条经络，**这两条经络与肠、胃、脾相关**。如果湿热的情况严重，还可能影响"足少阴肾经"，足少阴肾经与温病有关，即会造成身体出现上火症状，也就是感染与炎症。简单来说，湿热夹杂容易导致体内肠胃失调，以及出现急性感染的症状。

特征：脸上容易出油、易长痤疮粉刺，容易口干、口苦或口气比较重，常常心烦、眼睛有红血丝，大便干燥或是排不干净、小便颜色比较深，男性阴囊潮湿多汗，女性白带多且颜色黄。

性格：较为急躁易怒。

说明：湿热体质最容易出现急性炎症，比如皮肤痤疮、毛囊炎、蜂窝组织炎，女性泌尿道感染，尿道炎等，因此可能会经常使用抗生素。需要特别注意的是，肠道正常菌群可能会因多次使用抗生素而被破坏。因此，湿热体质可以考虑用中药进行调理。因为中药不会破坏菌群的平衡，还能帮助恢复身体的免疫功能。

◆ 寒湿体质

寒湿多由“感受外寒、内生湿邪”所致，意思是寒湿病症可能是由于长时间暴露在寒冷潮湿的环境中，或者受到冷水、冷风侵袭，导致外部寒邪侵入体内，影响了正常的气血运行；而内部湿浊可能是由于脾胃功能失调、水湿代谢不佳，导致体内湿气积聚，而饮食不节制、情绪不稳、生活作息不规律等因素也都可能会助长内部湿浊产生。

特征：脸色偏青白、容易浮肿，腹泻，皮肤容易长湿疹，身体有沉重感，关节经常疼痛，常出冷汗，四肢冰冷。

性格： 温和、沉稳。

说明： 寒湿体质的形成主要与饮食过于寒凉有关，尤其是在夏天，每天喝一杯冰饮，是许多人的最爱。但为什么老中医时常提醒大家不要吃冰的？因为在中医的养生观念里，非常重视“循环”问题，古人所谓的 **“气血不通”，指的就是循环不好**。简单来说，我们的身体有体温调控机制，可以让体温维持在 38℃ 左右，当外来的寒气进入身体时，体温会瞬间降低，此时，我们的体温调控机制就开始启动，让身体维持恒温，这样才能够保护身体，不会因为温度过低而使体内的激素分泌失衡。如果过于寒凉的食物进入身体的频率太高，这个体温调控机制可能会失灵。当体温调控机制失灵时，就会使血液循环出现问题、激素分泌异常、新陈代谢变慢，从而产生许多寒性疾病，例如现代女性常见的痛经、多囊卵巢综合征、汗疱疹、关节冷痛等。

Point

常常长汗疱疹的原因是什么？

汗疱疹是一种反复发作、不易根治的皮肤疾病，尤其是在夏天喝冰冷的饮料、啤酒或吃太多寒性水果之后容易出现。主要症状是手脚的皮肤出现一颗一颗水滴状的小疹子。在中医里，这就是脾胃寒湿造成的，只使用皮肤科药物无法完全根治。因此，建议大家少饮用冷饮，日常注重脾胃的保养与调理。

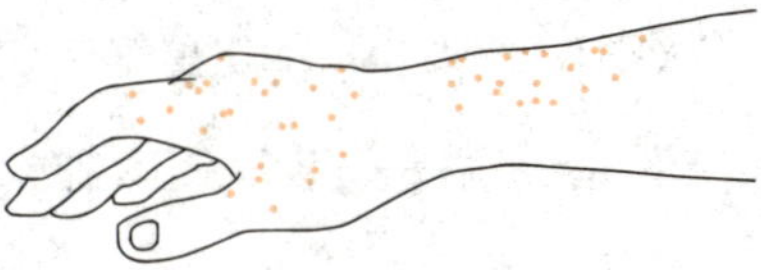

▼ 一张图让你看懂自己属于“湿热”还是“寒湿”

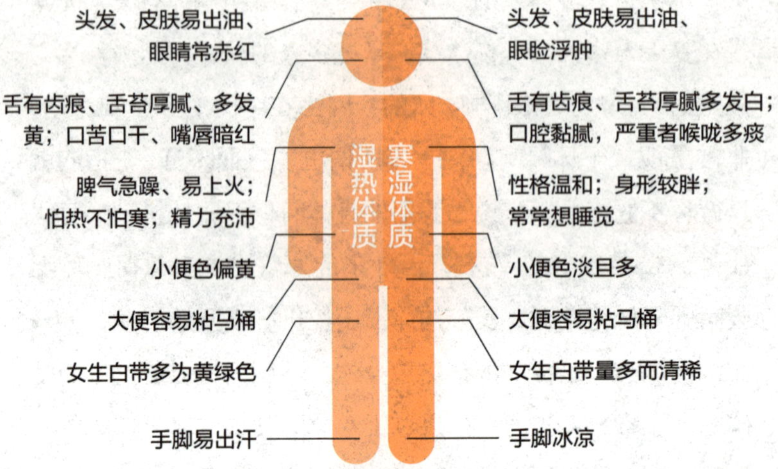

为何有些人在换季时容易关节酸痛

我在门诊时，常会遇到有些年长者在换季时，会感到手部关节酸痛或是出现踝关节酸疼的症状，这也属于一种炎症反应。有时候，西医会将其诊断为退化性关节炎或者风湿性关节炎，但如果仔细了解之后会发现，这类患者可能是因为经常接触冷水，或者被子没盖到脚踝而长时间受空调冷风刺激，才造成寒气侵袭关节的问题。

中医常常讲：“风寒湿三气杂至合而为痹也。”这里的“痹”指的就是关节疼痛、肿胀、麻木，或者肢体的运动功能受损、感觉异常等。关于“风、寒、湿”对人体影响的特点总结如下。

风	有运动、变化快的特性，会迅速侵入人体，引起相应的病变
寒	容易导致人体表面的组织收缩，阻碍正常的气血运行
湿	可能源自潮湿的环境或体内湿气积聚，对身体组织有一定的渗透性

风、寒、湿这三种外邪侵入人体时最容易侵袭关节处，导致关节酸痛等不适感。

针对这类病症，中医通常会运用“祛风散寒”“除湿通络”的方法，恢复人体正常的气血运行。在治疗上，会选用比较温通的药材，让末梢循环渐渐变好，再搭配特殊的针灸疗法，使症状得到良好的改善。

湿性体质的保养建议：排湿气、预防脾虚

两种湿性体质的日常保养方法见下表。

湿热体质	饮食建议	多吃煮熟的叶菜，少摄取富含脂肪的动物性食物
	生活指南	养成良好的排便习惯，避免饮用过多酒类饮品
	中药建议	黄连解毒汤

寒湿体质	饮食建议	多吃瘦肉，避免摄取过多的生食，少喝冷饮
	生活指南	尽量不熬夜并且早睡早起，多喝温热饮品，养成良好的排便习惯
	中药建议	薏苡仁汤

适合湿性体质的中药方剂

◆ 黄连解毒汤

黄连解毒汤的主要功效是清热解毒，可用于治疗发热、喉咙痛、口腔溃疡，以及其他由热毒引起的疾病。黄连解毒汤也可以用于治疗肠胃感染和炎症，有助于缓解腹痛、腹泻、呕吐与胃肠不适。“上火”是中医的一个概念，而黄连解毒汤可以清热祛火，使身体保持平衡。

◆ 薏苡仁汤

薏苡仁汤具有祛湿除痹的效果，有助于排出体内多余的水分和钠，可缓解浮肿和水肿等问题。

适合湿性体质的保健品

◆ 益生菌

益生菌是一类有益于人体健康的微生物，有助于维护肠道的微生态平衡，防止有害细菌过度生长，减少肠道炎症，增强肠道黏膜的完整性。日常补充益生菌有助于预防肠道问题，如肠炎、肠易激综合征和便秘等。肠道内的益生菌还可以刺激免疫系统的正常功能，有助于提高抵抗力。

◆ 薏苡仁

薏苡仁也称为薏米，常用于饮食和传统中医药，有助于排出体内多余的钠和水分，减轻浮肿和水肿。薏苡仁还对皮肤健康有益，可帮助改善肤色，减轻皮肤炎症，缓解其他皮肤疾病症状。

◆ 赤小豆

赤小豆，也称为红豆，是日常饮食中常用到的豆类。赤小豆含有丰富的钾，有助于身体排出多余的钠，帮助降低血压，减轻浮肿和水肿。

◆ 茯苓

茯苓是一种常用的中药，有助于排出体内多余的水分和钠，减轻浮肿和水肿。茯苓还可以有效调节免疫系统的功能，帮助人体增强对感染和疾病的抵抗力，更有助于改善睡眠质量。

医学小讲堂

湿气缠身怎么办

要如何分辨自己是胖还是水肿

肥胖与水肿，“肿”的部位有所不同。肥胖主要是因为脂肪增多，而水肿是因为体内水钠潴滞。如果体重增加的原因是脂肪增多，那么，身体各个部位都会变胖。如果是水肿，一般会在脚踝、手指、眼睑等处出现局部肿胀且用手指按压肿胀部位，在短时间内凹陷处不会恢复，而肥胖按压时则不容易出现凹陷。

为何平时皮肤干燥，却仍有湿气问题呢

这是两回事哦！皮肤干燥多是身体的水分无法到达表皮，且皮肤表面油脂分泌不足，水分更容易蒸发。而体内湿气重，未必是真的有水分滞留，而是身体的一种慢性炎症状态。因此，皮肤表皮的油脂不足导致的干燥，与体内的慢性炎症是两件不同的事情，千万别混淆了。

经常泡脚来对抗身体湿气，有用吗

泡脚是一种传统的养生方法，是否能够对抗体内的湿气，效果因人而异。

泡脚可以改善末梢循环、促进身体的新陈代谢，加强淋巴循环，改善身体的排毒功能。因此，睡前以热水或是中药足浴包泡脚并稍加按摩，可以改善足部的血液循环，提高睡眠质量。不过，要祛除湿气光泡脚可不够，还需要改善肠胃系统及全身循环，才可以减少湿气的产生。

喝红豆水可以排湿吗

红豆具有利水除湿的作用，富含膳食纤维和矿物质（特别是钾），这些成分对促进尿液排出有一定的帮助，所以有人认为红豆有助于排湿。但需要注意的是，若只是单纯饮用红豆水可能不足以解决湿气问题，还要结合均衡的饮食、适量运动，并且保持良好的生活习惯。

火气大时，可以喝椰子水或是苦丁茶去火吗

如果是胃火旺盛，喝椰子水和苦丁茶会有所帮助，但效果因人而异，取决于每个人的体质和症状。椰子水是一种凉性饮品，含有丰富的电解质，有助于清热解渴；苦丁茶性凉，具有清热解毒的功效。无论是椰子水还是苦丁茶，对于消胃火都有一定的效果。但是，如果肠胃虚寒或容易胃痛、痛经，服用之后可能会加重症状，因此不宜多饮。

Chapter 6

痰性体质

身体肥胖、经常便秘

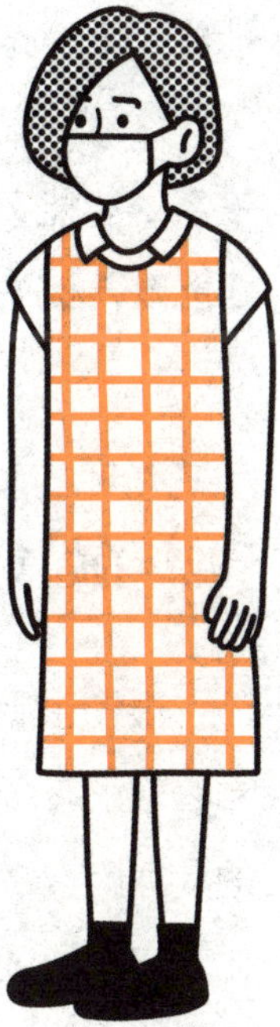

何谓痰性体质

痰性体质的成因主要是水分代谢不佳，循环不好，造成痰湿堆积。痰性体质最常出现的就是高胆固醇、高尿酸、高血糖等问题。

中医所说的**“痰湿阻滞”**中的“痰”，并不是只有狭义上的咳痰，全身上下无法顺利排出的代谢废物都可以称为“痰”。因此，我们常见的痰性体质人群，大部分都是脂肪丰厚、身形肥胖，一般会有所谓的“三高”问题。

如果不控制饮食、改善循环，这些堆积的代谢废物将会一直在身体里，引起更严重的问题。比方说，胆固醇偏高会造成血管壁脆弱，甚至脑血管阻塞等问题；高尿酸会导致骨关节疼痛、变形；高血糖会造成视网膜病变、皮肤感染、免疫系统功能下降等。调理痰性体质需要更多的精力与时间，才能改善相关症状。

湿气是如何变成痰的

湿气和痰饮都是由于体内湿浊积聚而成，但它们在性质和表现上有所不同。湿气通常指的是一种湿润、沉重、阻滞的病理因素，而痰饮则是在湿浊的基础上凝结而成。湿气转化为痰饮的过程：当湿气在体内滞留不散，或湿气与其他脏腑组织相遇，可能逐渐凝聚成液体状，形成湿浊的状态，当湿气凝聚过多或积聚在某个部位时，就可能进一步凝结成痰饮。

痰饮，一般是指一种黏稠、黄色或白色的液体状湿浊物质，湿浊积聚会阻碍气血运行，导致气机失调。**气滞、气血运行不畅可能会使湿浊更容易凝结为痰饮**，同时引起呼吸系统、消化系统等相应症状。

当体内形成痰饮时，容易出现慢性咳嗽，咳出的痰液是黏稠状、带有颜色的。当痰饮阻碍了呼吸道，就会导致气喘和呼吸急促；若痰饮影响脾胃的运化功能，可能导致腹胀、食欲不振、胃酸反流等症状；如果痰饮阻碍了心脏的正常运作，可能会引发心悸、心律不齐，导致心源性水肿的产生；痰饮还会影响脑部供血，让人产生头晕、昏昏欲睡等不适感，严重者甚至会导致中风或癫痫。

中医根据“痰”对不同系统器官的影响，分了许多类型。

◆ 痰迷心窍

中医认为，痰迷心窍，多由情志所伤，所愿不遂，或大怒伤肝，或思虑过度，气郁湿阻，化为痰浊，蒙阻心窍，以致神明迷乱而机窍闭阻，目呆神滞，如痴如呆，或喃喃自语，或意识不清。

意思是由于心情抑郁，或者因为强烈的愤怒损伤了肝脏（中医认为怒伤肝），或因长期思虑过度，导致体内气滞湿阻，最终形成痰浊。这些痰浊会阻塞心窍，使得神志混乱，出现眼神呆滞，行动迟缓，甚至自言自语或者意识不清的情况。

◆ 痰火扰心

痰火扰心多因痰浊素盛，或素体阴虚阳亢，又受“七情”刺激而成，以癫狂为主要临床表现。

这是在描述一种病理状态，强调因体内的湿浊和火热过多，或者身体阴虚阳亢，再加上情绪过于激动会对心脏产生影响，而表现出极端的精神状态。

◆ 痰热蒙蔽

痰热蒙蔽由热邪内陷，灼液为痰，闭阻包络，蒙蔽神明所致。

这句话的意思是当体内受到热邪的影响，使液体形成了痰，并且阻塞了身体的组织器官功能，包括大脑，会导致大脑陷入神志失常的状态。

◆ 风痰卒中

风痰卒中，多见于肝阴不足，肝阳上亢，或阳气衰微、寒湿内盛之人，若因七情所伤，起居不慎，饮食失节，劳倦过度等因素诱发，气郁生痰，风挟痰湿气血闭阻机窍，发为卒中而见突然昏倒，不省人事，牙关紧闭，口噤不开，两手握固，二便不通等症，病属本虚标实，上盛下虚。

这是在描述肝阴虚、阳气过于亢盛，或是阳气虚弱、寒湿渗入体内的人，如果再受到情绪激动、生活不规律、饮食无节制、过度劳累等因素的影响，就容易引起体内气机郁结而形成痰。这样的痰会阻碍气血在身体中的流通，尤其是阻塞了一些重要通道，最终可能引发脑卒中。通常表现为突然昏倒，失去知觉，牙齿紧闭，嘴巴紧闭，双手紧握，同时可能伴随大小便失禁等症状。这种病症的特点是上半身气血过盛，下半身气血虚弱。

痰性体质常见的症状与疾病

特征：肥胖、腹部肥满松软、面色黄肿、容易疲倦，经常关节酸痛、肠胃不舒服、胸闷、痰多，排便量少且不畅。

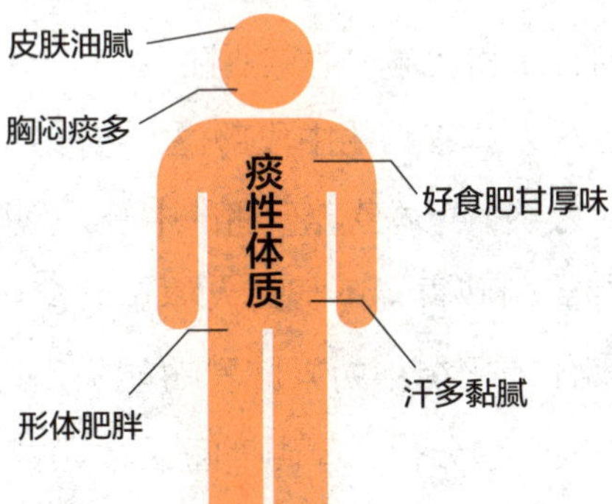

性格：温和，稳重、谦恭，善于忍耐。

说明：痰性体质的主要特点为体内湿浊滞留，容易形成痰饮，最常见的鉴别特征为**舌苔厚腻**，可能呈白色或黄色，此外，还包括喉咙卡痰、口腔有异味、身体感到沉重、疲劳，这些都与湿浊阻碍气血运行有关。伴随着湿浊影响脾胃功能，可能导致食欲不振、消化不良等。

当脾胃功能不好时，会对人体产生哪些影响

前面提到湿浊严重时，可能会影响脾胃功能。脾胃在中医理论中相当重要，它们的功能不仅涵盖整个消化过程，还与气血的生成、水液的代谢等有关。

中医认为"**脾为后天之本**"，负责将食物消化为营养物质，并将其吸收后供给全身所需。"后天之本"强调了脾在后天营养的转化和运输中的重要性。

脾胃位居人体脏腑的中段部位，也就是"中焦"，在中医学里被视为整个身体营养代谢的中心，直接影响身体的健康状态。健康的脾胃，可帮助人体正常消化吸收和营养转化，维持身体的平衡。如果脾胃功能失调，会导致排便不畅、消化不良、水分代谢障碍等问题。

面对“三高”问题，应该如何调养

痰性体质很容易出现“三高”问题，因此对痰性体质的人来说，控制体重、饮食、运动相当重要。因为抛开家族遗传的肥胖基因，这些疾病往往是不良的生活习惯造成的。

调理“三高”，首先就要控制体重。控制体重并不是要求完全不吃，或者是靠拉肚子瘦下来，而是要正确地选择健康的食物，少摄取添加糖和精制主食，适度摄取优质油脂，稳定血糖才是最重要的。所以，在临床上，我常常提醒患者，不要以为不吃就会瘦，不吃东西反而会使代谢率降低。那么，要怎么吃才对呢？

首先，尽量选择不会明显影响血糖波动的食物，减少胰岛素分泌，因为胰岛素的分泌增加，就会促进脂肪的合成。因此要选择**低 GI 饮食**，以全谷物、高蛋白质食物、新鲜蔬菜、低糖水果为主。

其次，在摄取高蛋白质食物的同时，搭配适度的运动，可以达到减脂增肌的效果。尤其是对于许多年长的“三高”人群来说，经常会面临肌肉严重流失的问题，也就是所谓的“肌少症”。如果再加上肥胖，身体承受过多的重量，脊椎的负担增加，还会导致椎间盘压迫、膝关节退化、骨质流失……这些都会引起退行性疾病。

◆ 痰湿阻滞导致的脑卒中案例

有个 50 岁的患者，5 年前因为突发性脑血管梗阻而住院治疗。当时处于昏迷状态，经过治疗转为清醒，但仍留下了步履不稳、言语不清等后遗症。

目前的症状	言语不清、步履不稳、反应迟钝、急躁易怒；上肢抬举不利、颈部肿胀、身体结实、大便不通畅
舌脉诊	舌质暗红，舌下络脉迂曲，苔薄黄腻，脉弦
既往病史	患者有高血压病史。根据西医的诊断，是脑梗死后遗症。根据中医的诊断，属于中风的范畴，辨证是三焦气滞化热，痰瘀阻滞筋膜
治疗方法	清肝疏肝，息风解痉，并辅以化痰通络

这是典型的痰湿阻滞导致中风的临床案例。许多类似患者会先到大医院急诊求助，经过 CT 断层扫描找到病灶后，再决定是否需要手术或药物治疗，后续才考虑中医门诊。这样做的好处是速度快，但仍会有运动神经损伤的后遗症，这时候可以通过中医持续治疗恢复。

痰性体质的保养建议：从调气开始，健胃固脾

饮食建议	控制体重；减少油炸肥腻食物，多摄取富含优质蛋白的食物及适度饮用绿茶，并多吃富含 ω-3 脂肪酸的食物，如三文鱼、亚麻籽和核桃等。平时多摄取蔬果、全谷物和豆类等，因为膳食纤维食物有助于提高新陈代谢
生活指南	增加运动频率，避免吃宵夜
中药建议	扁豆花、薏苡仁、陈皮、山楂、荷叶、肉桂

适合痰性体质的中药

◆ 扁豆花

扁豆花又称豆角花，是豆科植物扁豆（豆角）的花朵。有助于健脾化湿，可用于治疗脾虚湿盛、运化失常、进食较少、便溏或泄泻，及脾虚湿浊下注*、白带过多等症状。

◆ 陈皮

陈皮具有理气健脾、促进消化的作用，有助于减轻胃

* 湿浊下注，是指湿热邪气流注于下焦，引起肾和膀胱气化失常，出现尿频、尿急、尿痛、尿短少等症状。若湿热阻于大小肠，则会引起腹痛、腹泻。

胀、胃痛和消化不良等症状。此外，陈皮还具有止咳化痰的功效，常被用于治疗咳嗽和痰多。

◆ 山楂

山楂可以帮助调节脂肪代谢，有助于降血脂，对于高胆固醇血症和高甘油三酯血症的人特别有益。还能够帮助改善人体血液循环，减少血栓形成的风险。

◆ 荷叶

荷叶有利尿作用，有助于排出多余的水分和钠，减轻浮肿和水肿。还可以调节脂肪代谢，有助于降血脂，对于血脂异常人群尤其有帮助。

◆ 肉桂

肉桂既是中药材也是香料，可以帮助调控血糖。肉桂中的成分还可以促进新陈代谢，帮助降低食欲。

适合痰性体质的保健品

◆ 瓜拿纳

瓜拿纳是生长在巴西亚马逊丛林中的一种果实，它可以帮助人们控制体重，有助于减轻肥胖的风险，降低低密度脂蛋白胆固醇（LDL-C）。

◆ 纳豆红曲

纳豆红曲是一种特殊的红曲菌发酵产物，是用红曲菌发酵糯米或稻米制成。纳豆红曲中的红曲菌所产生的物质可以帮助降低 LDL-C，预防肝脏脂肪堆积和一些肝脏疾病。

◆ 辣椒素

辣椒中的辣椒素可以提高能量消耗，增加脂肪的燃烧速率。食用辣椒或服用辣椒素补充剂可能有助于促进新陈代谢。

◆ 苹果醋

苹果醋中的醋酸可以帮助降低胃排空速度*，延缓食物进入小肠的过程，让人有饱腹感，从而减少进食量。也可以帮助控制血糖，对于 2 型糖尿病患者格外有效。醋酸还有助于提高代谢率，促进脂肪的燃烧速率，有效减少体内脂肪堆积，特别是腹部脂肪。

* 胃排空速度与食物的特性和化学组成有关，而“胃排空时间”即食物停留在胃里消化的时间，某食物的胃排空时间越长，所带来的饱腹感越久。

医学小讲堂

“三高”与你的饮食息息相关

哪些方法，可以观察自己是否有“三高”风险

“三高”通常指的是高血压、高血脂（血脂异常）和高血糖（糖尿病），是常见的心血管疾病风险因素。我们平时可以通过以下方法，检测自己是否有“三高”。

检测血压	使用家用血压计定期测量血压。正常血压值是收缩压在 90～140mmHg，舒张压在 60～90mmHg。如果血压持续升高，则可能存在高血压风险
检测血脂	定期检查血液中的胆固醇和甘油三酯数值。高胆固醇和高甘油三酯都是高血脂的标志。
检测血糖	定期进行血糖测量，特别是有家族糖尿病风险，或者有其他糖尿病相关症状的人群。

现在市面上有很多居家自主检测仪，可以每天或每周定期测量相关指标，如果超出正常值，就要增加运动量或是减少高脂肪饮食，并增加高膳食纤维食物的摄取量，让身体恢复平衡。

摄取蛋白质与多喝水，哪个对身体更重要

摄取足够的蛋白质和保持良好的水分平衡，对于身体健康同等重要，无法排出优先顺序。

蛋白质的重要性在于，它是身体组织的基本组成物质，肌肉、骨骼、皮肤、头发等都离不开蛋白质；它还参与了新陈代谢过程、酶的合成，协助身体进行生化反应。蛋白质也是免疫系统中的抗体和免疫细胞的组成成分，有助于保护身体免受感染。

水对于维持体内的水分平衡至关重要，它有助于维持细胞、组织和器官的正常功能。水也是身体中许多生化反应的媒介，包括营养物质的运输和吸收；通过汗腺排汗，能够帮助我们调节体温，以维持正常的生理状态；还有助于消化，使食物顺利通过肠道。

总结来说，两者都是维持身体健康不可或缺的。在日常生活中，应该通过均衡饮食和保持适当的水分摄入，满足身体的需求。

痰性体质吃化痰药有用吗

对于痰性体质的人来说，使用一些化痰的中药确实有助于改善痰的黏稠度，使其顺利排出，不过，这仅是针对狭义的“痰”进行治疗。当身体陷入痰湿阻滞的状态时，咳嗽有

痰仅仅是其中一个症状，中医所讲的痰湿范围其实是更广义的。痰这个代谢产物常堆积在心、脑，堆积在心为“痰迷心窍”，会出现神志痴呆、举止失常的癫证等；堆积在大脑则容易出现突然昏倒、四肢抽搐、不省人事、口吐痰涎、两目上视、手足抽搐等症状。因此，痰湿在治疗上比较复杂，服用中药并搭配针灸治疗，是较佳的选择。

Chapter 7

瘀性体质

形体消瘦、容易感冒

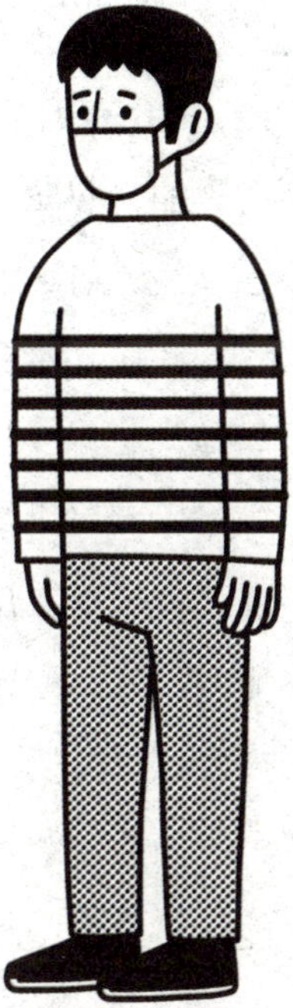

何谓瘀性体质

瘀性体质主要分为气郁及血瘀两大类。气与血是人体两大基本物质，在人体生命活动中起很重要的作用。中医强调气行则血行，气止则血止，气温则血滑，气寒则血凝，说明了气与血的关系。因此，气病久了会发展为血病，现代人最常见的**气郁、气滞**如果不及时调理，就会发展成血瘀。

中医里的气血指的是什么

中医将人体内周流循环不息的物质、能量统称为“气血”。凡有形的、可见的，皆归属于血，属阴；无形的、不可见的，归属于气，属阳。

气、血又各自可再细分，如气又可分为卫气、肺气、肾气等，血又可分为肝血、心血、营血等。气、血会互相影响与转化。

中医学非常强调气血同调，缺一不可，有“气为血之帅，血为气之母”的说法，意思是气的运行能够推动、统御血的运行。气运行顺畅，血液也会正常流动，维持正常的生理功能。

而血的生成又来自气的作用。气在脾胃中的运化作用，能够将食物中的营养转化为营气，进而形成血。气的运行又可以推动血液循环，同时，充足的血液，又需要丰富的气来支持。

除了让血顺利运行，气也掌控着神经传导及激素的分泌功能。比如有些人的自主神经失调偏向交感神经亢奋，以中医对于“气”的观点来看，则属于**肝阳上亢**的状态——当肝的阳气过于旺盛而失去平衡，就会影响身体的正常功能，导致头痛、失眠、焦虑、情绪不稳定、易怒等症状。

在中医观点里，如何看待自主神经失调

自主神经系统属于周围神经系统，分为交感神经与副交感神经，可以将交感神经想象为油门，副交感神经想象为刹车，它们通常成对分布于同一器官中，利用相互拮抗的作用来协调正常的生理活动。比方说，交感神经在面对紧急状况时，会促进肾上腺素分泌让心跳加快、血压上升，身体会立刻做出反应；而副交感神经则有着让情绪平缓的放松调节功能，可使心跳减慢、血压降低。

如果人长期处于高压或紧张的情绪状态，交感神经总是紧绷，就容易出现异常，导致自主神经失调，出现失眠、心悸、胸闷、便秘、消化不良、胃食管反流、月经失调等**气郁表现**。

▼ 交感神经与副交感神经活跃时，各自会出现的反应

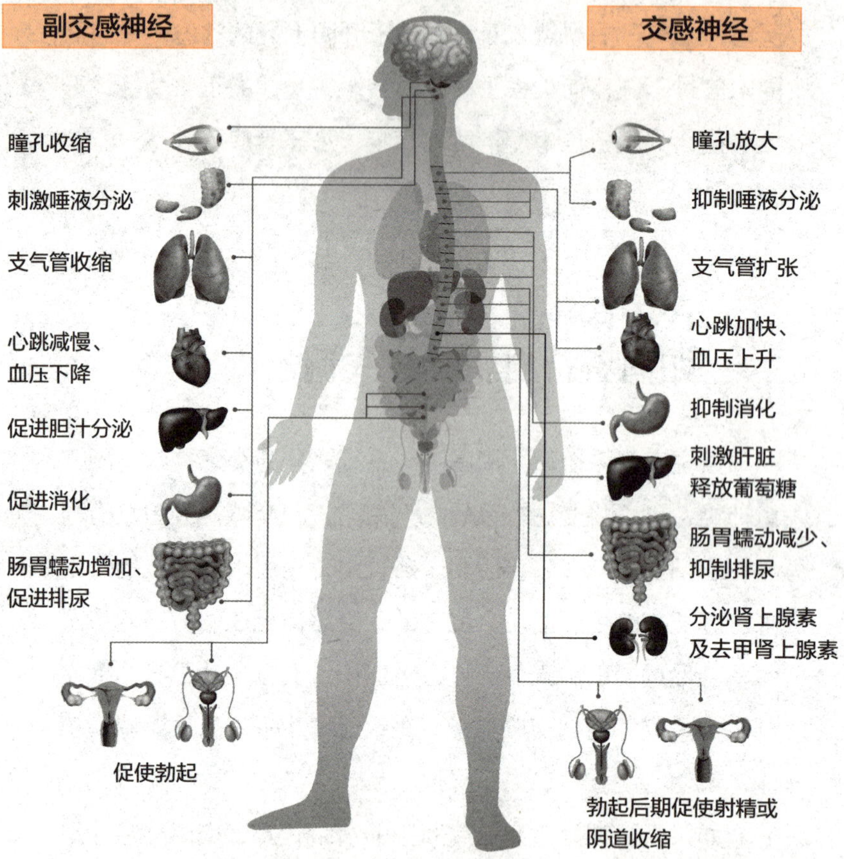

所以，中医在调理自主神经失调时，大多会从疏肝理气下手。通过中药、针灸以及按摩导引或气功的吐纳调理等，都可以使紧绷的交感神经放松下来。

如果长期因为自主神经失调而失眠，且规律服用过精神类药物的话，就需要更长的时间来治疗调理。中医药的针灸、中药调理不会有药物依赖性的问题，也可以避免一些药物副作用，比如早晨起来昏昏沉沉、头脑不清等。

中药治疗能有效改善睡眠深度与质量，整个人的精神体力都会变得更好。

如果**长期靠服用精神类药物入睡**，即便可以睡着，早上起来也不会有“满血复活”的感觉。大脑长期无法有效排出废物，会导致记忆力减退，甚至阿尔茨海默病等脑部问题。

因此，除非必要，建议大家尽量通过适度运动、均衡饮食、天然的中药及针灸导引等方式来改善失眠。

瘀性体质常见的症状与疾病

◆ 气郁体质

特征： 形体偏瘦、经常失眠；女性在月经前会有乳房胀痛，或胁肋两侧有胀满感伴随疼痛，痛处不定，痛经；容易叹气、打嗝，咽喉常有异物感、食欲不佳；容易心慌心悸、健忘、痰多。

性格：容易忧郁、紧张、焦虑、多愁善感，性格较为内向、敏感多疑、过于压抑自己的情感。

说明：气郁，出自《素问·六元正纪大论》："因情志不舒，气机郁结所致。证见胸满胁痛，噫气腹胀。"《诸病源候论·气病诸候·结气候》也指出："结气病者，忧思所生也。心有所存，神有所止，气留而不行，故结于内。"意思是气郁通常是由于长时间的忧虑和思虑导致的。如果心神被某些事情困扰，精神无法得到安宁，就会导致体内的气无法顺畅运行，影响气血流通，最终形成气郁体质。

Point

什么是乳房纤维囊肿

长期工作压力太大，或内心过于压抑的女性容易患乳房纤维囊肿，症状表现为月经前会感到乳房胀痛，有些女性还会在排卵后，下腹两侧卵巢处出现刺痛、抽痛的感觉。

中医认为这是"肝郁气滞"，可通过疏肝解郁理气的方式来调理。建议大家平时多到户外走走、接触大自然，调节平时积累的紧张情绪、释放负能量，预防乳房纤维囊肿。

◆ 血瘀体质

特征：形体偏瘦，皮肤较为暗沉、两颊有色斑、眼眶暗黑、皮肤粗糙；女性容易痛经，经色紫黑、血块较多；容易出血，易发脑卒中、冠心病、紫癜等。

性格：容易忧郁，经常感到烦躁，急躁健忘。

说明：血瘀即血液运行不畅，一般凡离开经脉之血瘀滞于身体某处不能及时消散，或血流不畅、运行受阻，瘀积于经脉或器官之内呈凝滞状态的，都叫血瘀。导致血瘀的病机包括以下几种类型。

- 气滞→血行不畅→气滞血瘀。
- 气虚→运血无力→气虚血瘀。
- 寒凝阻滞→血瘀。
- 痰湿阻遏→脉络不通→血瘀。
- 跌倒外伤或手术史→血瘀。

当气血运行受阻形成血瘀的状态，身体的组织血液循环不畅，会造成组织坏死，坏死的组织如果无法被身体的巨噬细胞吞噬，就会形成硬块，也就是中医所讲的“瘀结”。中医常常会用“瘀”或“结”来表示身体出现的不会移动的肿块。

举例来说，当身体受到大面积撞伤之后，皮下会产生一大片瘀血组织，如果循环不好，瘀血消散速度太慢，经过一段时间后，就会被组织细胞包围而形成没有弹性的硬块。这种情况，就得利用特殊针法如火针去破坏组织，并配合温通的中药，来改善周围的循环，才能让硬结的纤维组织逐渐软化而被吸收。

Point

因带状疱疹留下的神经痛后遗症

带状疱疹可能出现在身体的各个部位，常见的发病部位有胸、腰、面部。其发生的原因多为情志不畅，导致肝气郁结，日久化火而后外溢皮肤；或是脾的运化功能受损导致湿浊内生，日久湿浊化热，搏结于皮肤。到了疾病后期，年老体弱者常会出现“气血凝滞”，也就是气血运行不畅，导致疼痛更为剧烈、病程迁延。

此疾病初期为急性疼痛，目前主流的治疗药物为抗病毒药物及止痛药。中医临床治疗时，常用针灸的方式，用在局部通经活络的围刺法或是从神经根的夹脊穴下针，也可使用点刺放血并搭配活血化瘀理气的中药，恢复往往较快、较好。

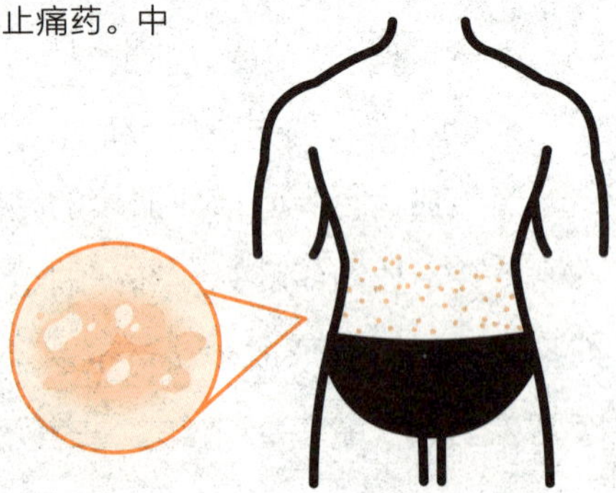

瘀性体质的保养建议：通经活络、理气活血

气郁体质	饮食建议	多摄取富含 ω-3 脂肪酸的食物，并多喝疏肝理气茶饮，如用玫瑰花、薄荷、佛手柑、洋甘菊、薰衣草等泡茶
	生活指南	放宽心胸，平时多接触大自然、多进行户外运动
	中药建议	加味逍遥散、四逆散、柴胡疏肝散

血瘀体质	饮食建议	可多摄取有益于活血的食物，如三七、当归、洋葱、莲藕等
	生活指南	注意保暖改善身体循环，避免身体过度寒冷，并适当运动
	中药建议	丹参、陈皮、红花、血府逐瘀汤

适合瘀性体质的中药

◆ 加味逍遥散

加味逍遥散是基于张仲景《伤寒杂病论》中逍遥散延伸

的加减方，可以治疗情绪失调、抑郁、焦虑等心理和情感问题。特别是对女性来说，加味逍遥散有助于调节月经周期、减轻经前期综合征症状。

◆ 四逆散

四逆散可用于改善气血循环，有助于缓解经脉受阻，或血液循环不畅引起的疼痛和不适。

◆ 柴胡疏肝散

柴胡疏肝散主要作用是疏肝解郁，可以缓和情绪，有助于缓解因情绪不畅、抑郁、焦虑、易怒等情感问题引发的肝气郁滞症状。

◆ 血府逐瘀汤

血府逐瘀汤可以疏通经络，改善血液循环，有助于减轻瘀滞，改善脑卒中后遗症，缓解因血瘀引发的疼痛和不适。

◆ 红花

红花可用于改善血液循环、促进血液流动，防止血瘀和血栓的形成。常用于治疗痛经、月经不调、瘀血症状等。

适合瘀性体质的保健品

◆ ω-3 脂肪酸

特别是来自鱼油的EPA（二十碳五烯酸）和DHA（二十二碳六烯酸），有研究表明，其可以有效改善情绪、减轻焦虑和抑郁症状。

◆ 维生素 D

缺乏维生素 D 可能会引发情绪低落和抑郁。为了预防维生素 D 缺乏，日常可以多到户外晒太阳，同时均衡饮食，或通过营养补充剂来补充维生素 D。

◆ B 族维生素

维生素 B_6、叶酸、维生素 B_{12} 等 B 族维生素对于维持神经系统的正常运作起着关键作用，有助于维持情绪稳定。

◆ 益生菌

肠道的健康与情绪息息相关。益生菌有助于维持肠道健康，对情绪也有一定的助益。

◆ 贯叶连翘

贯叶连翘主要用于妇女调经，也有宁神、平复情绪的作用。临床上还发现，贯叶连翘对抑郁症患者有一定的疗效。

◆ **南非醉茄**

南非醉茄含有多种植物活性成分，包括醉茄内酯、皂苷、生物碱及氨基酸等，药理上的功效有抗焦虑、降血压、镇静、免疫调节、镇痛、抗炎、抗肿瘤及抗氧化等。

◆ **缬草**

缬草是具有独特气味（臭味）的香草植物。缬草根能用来泡茶、煎药或萃取精油，有安神和镇静的功效。缬草萃取物有助眠的作用。

◆ **蚓激酶**

蚓激酶最初从蚯蚓体内提取得到，现在也可以通过微生物发酵获得。它可以预防并减少血栓的形成，降低血液黏稠度。蚓激酶可能会与某些药物相互作用，特别是抗凝血药（如华法林）或抗血小板药物，因此，在使用之前应咨询医生。

◆ **丹参**

丹参有助于扩张血管、降血压、改善血液循环，并减少心脏病风险；还可降低血液黏稠度，减少血栓形成的风险，用于维护心血管健康。

医学小讲堂

关于针灸的那些事

针灸的原理及适用范围

针灸的原理包括气血流通与穴位对神经系统的刺激作用，中医认为，通过针灸可以调和身体的阴阳五行与体液平衡。

针灸的适用范围很广，神经肌肉损伤可以通过针灸达到修复与放松的效果，而内科疾病能够借由针灸调节气血平衡。此外，针灸的深度刺激可以改善神经内分泌系统，起到止痛、平衡交感神经的作用。甚至骨关节退化或脊椎移位等疾病，也能借助针灸进行松解，减少手术的风险。

针灸有不良反应吗？哪些情况不适合针灸

针灸的不良反应通常是轻微的，在针灸过程中，偶尔会出现轻微的疼痛或针孔部位出血，较严重者可能会出现局部瘀血或瘀青，但通常是暂时的，也有人在接受针灸后会感到疲倦或晕眩。

不适合针灸的情况见下页表格。

有凝血问题	若患有凝血异常相关疾病，或正在服用抗凝血类药物，应事先告知医生，以免加重病情
严重糖尿病患者	在针灸过程中，针需要穿透皮肤，病情严重的糖尿病患者会有较高的感染风险
怀孕初期	有些穴位可能会影响妊娠，因此，在怀孕初期需要经过医生评估，并且选择安全穴位施治，以降低风险

多久针灸一次比较好

针灸治疗的频率和时长因人而异，通常取决于症状的严重程度、治疗目标以及个体反应，最好听从医生的建议。如果是急性症状，可能需要更频繁的治疗，例如每周 2～3 次，直到症状有所改善；慢性疾病，可能一周仅需要治疗 1 次，然后逐渐减少治疗频率，直到症状稳定。

如果只是为了保养和预防疾病，那么一个月 1 次或更少的频率就足够了。

针灸之后，身体有微微不舒服是正常的吗

在接受针灸治疗后，有些人可能会感觉到身体有微微的

不舒服，在大部分情况下这是正常的。通常在针灸后，会有轻微的麻痛感、酸胀感甚至是发热感，或者在针灸点周围有轻微的刺痛感，这些都是正常且暂时的，有些人可能会持续几小时到一天。通常经过一夜的睡眠后，酸痛、肿胀就会有所缓解。

但如果不适感过于强烈或持续时间较长，应立即告知医生，听从医生的建议，通过热敷、远红外线热疗改善针灸过后的酸麻胀痛感。

Chapter 8

结性体质

肌肉僵硬、急躁烦闷

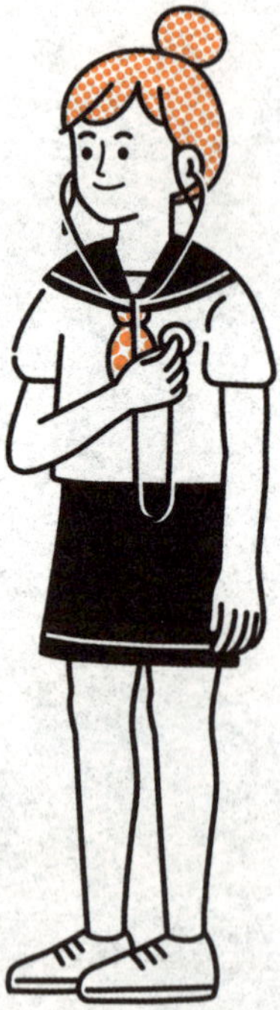

何谓结性体质

中医里提到的“结”，有“癥瘕积聚”之称。“癥”是指有形的肿瘤；“瘕”是无形的堆积物；“积”是在一个位置有块状牢固的增生物，且固定不动；“聚”则是软块肿胀，和“瘕”一样，施以外力推动就会移位。这些都是血液凝固障碍的病理产物。

依照血瘀程度不同可分为以下几种类型：尚未形成血块，只是血行不良之瘀积，称为“瘀血”；已经成块且固定不动，称为“血癥”；用外力推，能移动者称为“血瘕”。

“积聚”一词首先在《难经》中出现，“癥瘕”则收载于《千金方》，皆为难治之症。前者多为良性，后者多为恶性，二者预后情况不一。

结性体质，顾名思义，就是易生肿瘤的体质，包含前面所提到的“癥瘕积聚”、良性的囊肿以及恶性肿瘤都属于结性体质。从前面章节描述各种体质的成因可以知道，疾病都是一步步“累积”而成的，**当身体开始出现长期的疲倦、虚弱时，慢性炎症就渐渐产生了**，等进入“结”的状态，就代表气血严重阻滞，白细胞已经无法吞噬外来物质或无法正确辨认肿瘤细胞，免疫功能严重低下。此时，身体已经由慢性炎症转变成为严重发炎的状态了。

比较容易发展成为结性体质的前期体质主要为**气虚、气郁、血瘀、痰性**这四种。因此，如果你出现这四种体质的症状，就要多留意身体状况，并且考虑向中医求诊。

结性体质常见的症状与疾病

◆ 气虚体质

特征：容易生病、常感到疲倦乏力，即便充分休息，仍难以恢复精神；气短、呼吸急促、声音低弱；四肢无力、有沉重感，动作迟缓；心悸、容易失眠；食欲不振、消化功能相对较弱；脸色苍白；免疫力较差，容易受到微生物等侵袭而感染疾病。

原因：气虚体质的形成可能与先天不足、后天养生不当，以及过度忧虑等因素有关，但更重要的是，没有养成规律的运动习惯，长期久坐而导致气虚。

说明：气虚体质会转变成结性体质的主要原因为**免疫系统低下**。许多恶性肿瘤与病毒感染有关，当免疫功能良好的时候，免疫细胞可以识别并对抗外来的微生物。而气虚体质的人，身体的抵抗力比较差，免疫细胞的工作能力更差，无法及时识别并消灭外来的病原体。因此，气虚体质造成肿瘤的原因主要是身体处在长期的疲惫状态，导致免疫系统功能不佳，容易受到病毒感染。临床常见的疾病有鼻咽癌、肺癌等。

◆ 气郁体质

特征：情绪低落、抑郁、无精打采、容易焦虑，胸闷、易出现胃食管反流、肠易激综合征、自主神经失调等。

性格：情绪较为压抑，容易因外在人、事、物的刺激而出现情绪波动。

说明：此体质的常见特征是有话放在心里不说出来，此性格容易造成情绪低落、抑郁、无精打采、胸闷、心悸、焦虑、恐慌。因为平时较为压抑，身体气机不畅，容易导致血液循环不畅，进而形成更为严重的血瘀体质。另外，气郁体质的人还会因为精神压力较大而睡眠不佳、消化不良，容易出现胃食管反流、肠易激综合征等，也可能造成自主神经失调，日久会变成气机阻滞，也就是说，若**气血的循环长时间处于不好的状态，就容易引发“结”的症状**。常见的疾病有乳房纤维囊肿、肝囊肿、卵巢囊肿、乳腺肿瘤、卵巢癌等。

◆ 血瘀体质

特征：面无血色，手脚长期冰冷，皮肤暗沉，经常出现瘀斑、瘀点；月经不调，经血淋漓不断、血块较大；舌质呈暗紫色等。

性格：血瘀体质的人容易情绪不舒，出现易怒、焦虑、抑郁等状态。

说明：气滞和血瘀都与**血液循环**有关，常常会相伴出现，只是严重程度有所不同，血瘀体质的人更容易出现脸色暗沉。常见的疾病有子宫肌瘤、子宫腺肌病、巧克力囊肿、淋巴肿瘤、骨肉瘤、皮肤癌等。

◆ 痰性体质

特征：体形肥胖（尤其是腹部和臀部），伤口不易愈合，“三高”人群，挑食、容易食欲不振、呼吸不畅，胸闷、气喘，四肢容易感到沉重，常感喉咙有痰，咳嗽或咳痰的频率较高，头晕、目眩等。

原因：痰性体质未必与性格有关，可能与先天不足、后天养生不当、饮食口味过咸或是喜爱肥甘厚味、饮酒量较多等因素有关。

说明：此体质的人，大部分都有“三高”的风险，患有“三高”的人往往免疫功能比较差，都**属于抵抗力不佳的人群**。比如，糖尿病患者的伤口愈合能力比正常人差，可能一点小伤口就会造成蜂窝组织炎，也更容易感冒，且恢复期比一般人长。而肥胖者因为血液中的脂质过多，易造成血管阻塞与硬化，患脑卒中与脑血栓的风险比较高。除此之外，这种体质的人还有可能出现动脉粥样硬化、直肠癌、肝癌等疾病。

总结来说，结性体质往往是长期累积而成，以上四种体质发展为结性体质的比例较高，但其他体质也有可能转变为结性体质。

女性常见的巧克力囊肿，该如何改善呢

巧克力囊肿，又称为子宫内膜异位囊肿，好发于年轻女性，就是原本应该长在子宫里面的子宫内膜组织，随着经血逆流长到其他地方而形成的囊肿。也有可能是因为免疫系统异常或血液淋巴系统将子宫内膜组织转送至腹腔、卵巢、输卵管、大肠、子宫直肠间的凹陷处而形成。

巧克力囊肿的发生率为 10%~15%，在患有子宫内膜异位症的人群中，其发生率高达 40%~50%，主要症状有痛经、月经异常、不孕、性交痛等。

▼ 巧克力囊肿是如何发生的

子宫内膜细胞跑到子宫外的 4 种可能原因

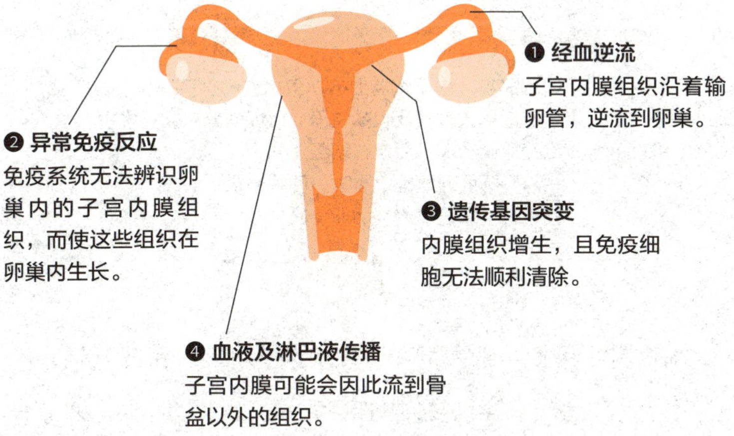

和大家分享一个案例。某位29岁的年轻女性，职业为老师，在初任教时必须整理许多教案及题库，因此每天都工作到半夜两三点才休息，长时间的睡眠不足导致她体重增加、痛经，还时常感觉疲倦、排便不顺及下半身浮肿，尽管月经准时，但是每次排卵期过后会感到左右卵巢有抽痛感。

来中医门诊治疗后，她的新陈代谢逐渐恢复正常，但是仍会痛经，西医诊断为巧克力囊肿且建议手术治疗，她在手术后半年暂时停经。以下是她当时来求诊时我为其制订的调理方案。

临床表现	痛经、性交痛、不孕症
西医治疗	止痛药物及手术，以制造假停经的方式预防疾病再次复发
中医治疗	病因病机：由于气滞血瘀、气虚血瘀、阴阳失调、下焦虚寒而导致胞宫及胞脉失养、癥瘕积聚、肝肾虚损 治疗原则：理气活血，调经止痛 平时：疏肝理气辅以暖宫、健脾补肾 行经期：暖宫止痛，活血化瘀

在中医治疗3~6个月后，患者的经期疼痛状况减轻，因巧克力囊肿是非常容易复发的疾病，建议她平时少吃寒凉食

物并多运动以改善循环，减少子宫内膜组织细胞异样增生，并保证足够的休息，避免复发。

临床上，许多女性发生巧克力囊肿的原因大多是由于**睡眠时间不足，造成骨盆腔出现长期慢性炎症**，经过手术治疗若不多加休养仍会复发。身体会从虚性体质开始，持续地出现慢性炎症，产生组织堆积，之后若未消散，则会渐渐形成血瘀，最后成为癥瘕。

因此，当身体处于慢性疲劳的状态时，千万不要掉以轻心，因为后续很可能会发展成更严重的情况。

四物汤对治疗子宫肌瘤有帮助吗

子宫腺肌瘤是一种常见的妇科疾病，通常与激素、遗传以及其他生理和环境因素有关。正如前面反复提到的，**疾病的发生是从身体的疲倦、虚弱开始**。子宫腺肌瘤就是子宫内膜长期慢性发炎，导致组织细胞增生。子宫内膜组织增生叫作“肌瘤”，腺体增生则称为“腺瘤”。

四物汤主治血虚以及女性月经不调等。从活血调经出发，药性偏热，较适合血虚且体质偏寒的人服用。一般来说，只要对证，就会对治疗子宫肌瘤有一定的帮助。

恶性肿瘤吃中药会让肿瘤越补越大吗

当身体出现恶性肿瘤时，其免疫系统的状态已经相当糟糕，服用中药可以提升免疫功能。但是，有许多人认为吃中药及补药会促进癌细胞生长，这个观点其实是缺乏根据的。

癌细胞必须大量摄取葡萄糖，为其生长提供能量。所以，**常吃高糖食物才会促进癌细胞生长**，使肿瘤越长越大。

而许多中药都有提升免疫细胞活性的作用，如灵芝、茯苓、黄芪、人参、甘草、板蓝根、当归、枸杞子等。如果对证用药，有助于癌症患者恢复免疫功能，并不会使肿瘤越长越大。

但需要注意的是，中药需对证才有效，不可自行乱用，一定要去中医门诊寻求医生的帮助，听从医生的建议。

结性体质的保养建议：调节情绪、防止体内缺氧

气郁体质	饮食建议	多喝花草茶，如玫瑰花、薄荷、佛手花、马鞭草、甘草等具有疏肝理气的作用，可用其泡茶。午后避免饮用刺激性饮料，以免影响睡眠
	生活指南	平时多从事一些可以放松心情的活动
	中药建议	逍遥散，柴胡疏肝散

血瘀体质	饮食建议	三七炒麻油、莲藕排骨汤
	生活指南	温差大时多加一件衣服，冬季戴围巾、口罩，注意保暖，避免受寒
	中药建议	血府逐瘀汤、桂枝茯苓丸、红花茶

气虚体质	饮食建议	多吃牛肉、羊肉、猪肉
	生活指南	睡眠充足并多到户外运动
	中药建议	补中益气汤、生脉饮

痰性体质	饮食建议	饮食少油腻，以清淡为主，避免油炸食品及甜食、零食等，多摄取新鲜蔬菜、瘦肉、海带汤等
	生活指南	养成良好的排便习惯
	中药建议	山楂、陈皮、焦三仙

适合结性体质的中药和保健品

◆ 桂枝茯苓丸

它有助于平衡月经周期、缓解痛经和经期不适，经常被用于治疗月经不调、痛经和经血过多等妇科问题。

桂枝茯苓丸是活血化瘀、缓消癥块的药方，可用来治疗与瘀血相关的疾病，比如子宫肌瘤。

◆ 焦三仙

焦三仙是焦神曲、焦山楂、焦麦芽三种药的统称，具有健脾开胃、消食导滞（缓解消化不良）的功效。它也经常被用于治疗因湿热引起的湿疹、痤疮、尿路感染等，能帮助清热排毒，减轻不适感。

◆ GABA

GABA 全名为 γ- 氨基丁酸，是中枢神经系统的主要抑制性神经传递物质之一，它可以降低神经元的兴奋性，有助于减轻焦虑，改善入睡困难，提高睡眠质量。

医学小讲堂

四季养生建议

中医经典《黄帝内经》是一部关于中医基础理论的书籍，其中包含了丰富的中医学理论、临床经验和医学知识，对中医学的发展有着深远的影响。

《黄帝内经》包括两大部分，分别是《素问》和《灵枢》。《素问》共81篇，以对话的方式记录了黄帝与岐伯的谈话内容，涵盖医学、生理、病理、诊断、治疗、饮食调理等多方面的知识。《灵枢》共81篇，主要涉及经络学、针灸、推拿按摩、阳明学说等层面，被视为中国古代医学经典中最贴近临床实践的书籍之一。

中医强调的四季养生理论，出自《素问·四气调神大论》篇，以下分别为大家说明春、夏、秋、冬分别适合做哪些调养。

春季宜养肝

《素问·四气调神大论》中写道："春三月，此谓发陈，天地俱生，万物以荣，夜卧早起，广步于庭，被发缓形，以使志生，生而勿杀，予而勿夺，赏而勿罚，此春气之应，养生之道也。逆之则伤肝，夏为寒变，奉长者少。"

书中提到一系列的养生建议，比如入夜即睡，次日早起，起床后可以出门散步、晒晒太阳，让自己保持心情舒畅等。同时，“逆春气，则少阳不生，肝气内变”这句话警示了我们如果违逆春季之气，可能会对身体造成伤害，特别是对肝的损害。如果春季的生长之气不足，到夏季就容易发生寒性病变，影响生理功能。

夏季宜养心

《素问·四气调神大论》中写道：“夏三月，此谓蕃秀，天地气交，万物华实，夜卧早起，无厌于日，使志无怒，使华英成秀，使气得泄，若所爱在外，此夏气之应，养长之道也。逆之则伤心，秋为痎疟，奉收者少，冬至重病。”

书中强调夏季应该早起、避免白天睡太多，对外在事物抱有兴趣、平时少发怒等。“逆夏气，则太阳不长，心气内洞”这句话也提醒我们，如果违逆夏季之气会对心带来伤害，可能导致到了秋季容易发热或引起疟疾。

秋季宜养肺

《素问·四气调神大论》中写道：“秋三月，此谓容平，天气以急，地气以明，早卧早起，与鸡俱兴，使志安宁，以缓秋刑，收敛神气，使秋气平，无外其志，使肺气清，此秋气之应，养收之道也，逆之则伤肺，冬为飧泄，奉藏者少。”

书中强调秋季应早睡早起、保持心神安定等。“逆秋气，则太阴不收，肺气焦满”则告诉我们违逆秋季之气可能会危害到肺，使人在冬季容易腹泻。

冬季宜养肾

《素问·四气调神大论》中写道：“冬三月，此谓闭藏，水冰地坼，无扰乎阳，早卧晚起，必待日光，使志若伏若匿，若有私意，若已有得，去寒就温，无泄皮肤，使气亟夺，此冬气之应，养藏之道也。逆之则伤肾，春为痿厥，奉生者少。”

书中告诉我们冬天应早睡晚起，待日光出现后再起床、避免过度暴露于寒冷之中、减少操劳、不轻易扰动阳气等。“逆冬气，则少阴不藏，肾气独沉。”如果违逆了冬季之气，可能会给肾带来伤害，导致在春季时出现腰腿无力、四肢冰冷，尤其是对于青壮年来说易造成损耗。

Chapter 9

以均衡运动改善体质

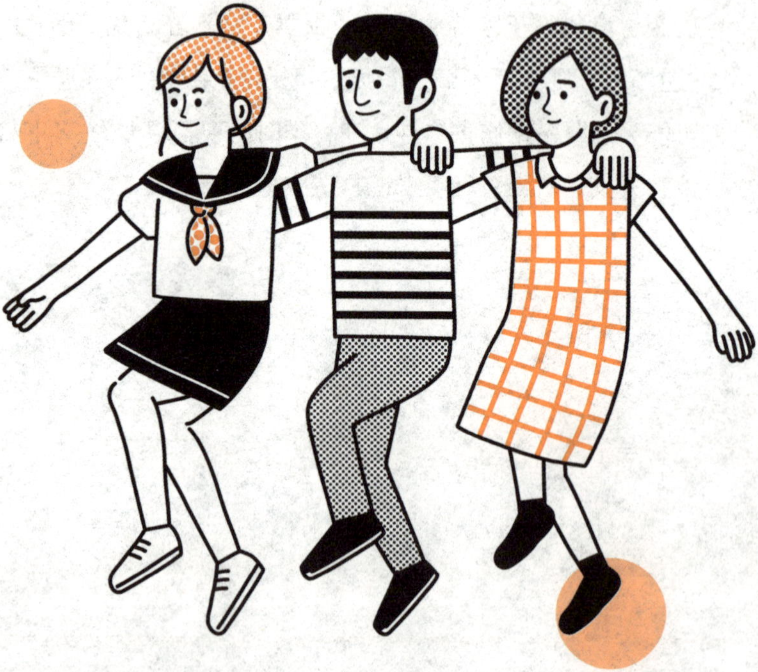

生活状态转变带来的影响

随着现代科技发展、文明进步，人类因有了更舒适的生活环境、更便捷的交通工具、更美味精致又高热量的合成食物，而改变了生活状态，开始出现如营养过剩、作息混乱、睡眠不足、运动减少等问题，这些都对人类的身体及生理功能产生了很大的影响。

孩子们的生活游戏场所从户外转移到室内电脑桌前，身体活动越来越少，再加上不健康的饮食习惯，经常会出现发育不良、肥胖与身体功能衰退等现象。而成年人大多一头栽进繁忙的工作里，生活作息不规律、严重缺少运动容易引发代谢性疾病、心血管疾病与其他慢性病，不仅直接影响家庭生活与工作事业发展，到了老年也无法健康地享受退休生活。因此，如何改变生活状态、提升身体素质、延缓衰老，才是人生最重要的课题。

人体健康的泉源：营养、睡眠、运动

人体要维持健康，除了生命的基本三要素（阳光、水、空气），还需要摄取充足的营养、保证充分的睡眠，以及适当的运动。

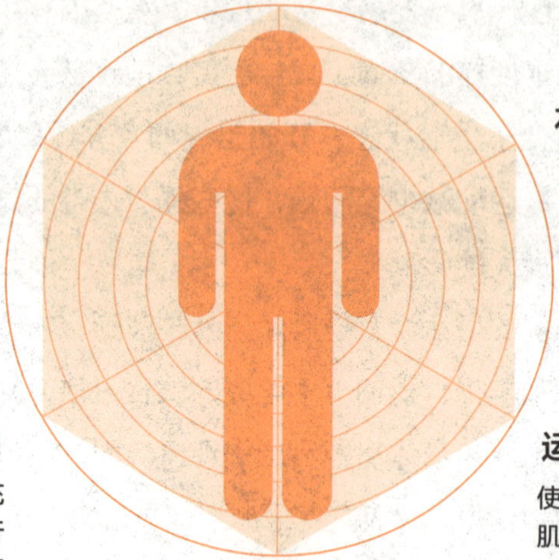

◆ 营养

我们每日应摄取均衡的营养，以提供人体所需的能量和必需物质来维持生命。但现代社会依赖外卖的人越来越多，饮食更偏向高热量、高脂、高糖、高盐，导致肥胖人口与日俱增，慢性病的患病率也逐年增长。因此，建立正确的饮食习惯十分必要。建议每天均衡且不过量地摄取含六大类营养物质的食物，不可偏食，这样才能提供足够的能量及各种必要的营养素，维持身体健康。

◆ 睡眠

经过一天的工作活动之后，身体会感到疲倦，所以必须通过睡眠让身体恢复体力、增强抵抗力。

人类一生中有近三分之一的时间都在睡觉，一个人若长期睡眠不足，容易记忆力减退，出现暴躁、沮丧等负面情绪，严重时甚至会影响免疫系统与内分泌功能。由此可见，睡眠对于人体健康十分重要。

◆ 运动

人体的生理功能发育成熟后就开始逐渐衰老。现代人偏静态的生活模式会加速这种衰老、退化，并容易出现心血管疾病。而**适当的运动，可以提升身体器官功能**，延缓衰老，有效降低疾病风险、维持较好的身体素质。

如何让身体均衡发展

要想身体均衡发展、延缓衰老，就要科学地管理身体，遵循生长规律及个体情况，通过均衡的营养搭配，选择适合的运动种类（项目），并配合恰当的频率与强度，以提升身体的各项功能，延缓衰老。具体包含以下几方面。

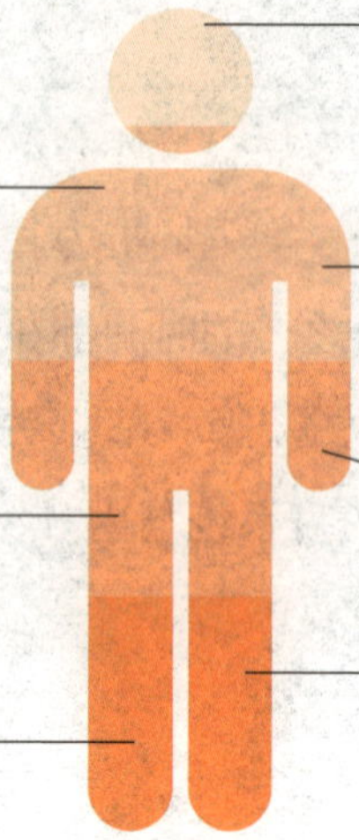

◆ 心肺功能

心肺功能是人体心脏和肺部在氧气摄入、运输和利用方面的能力，它会直接影响全身器官的正常运作及肌肉活动。氧气由肺部吸入，故肺部的容量大小及活动频次十分重要，而心脏负责把氧气通过血液循环系统输送到全身，所以心脏的收缩能力直接影响血液的流量。因此，心肺功能包含血液循环能力、心脏收缩跳动的强弱及肺活量。

良好的心肺功能，**可以增强心血管活动及代谢能力，并延缓疲劳**。没有运动（有氧心肺耐力训练）习惯的人，心肺功能较差，每一次心脏收缩输出带氧的动脉血量低，细胞摄取到的氧气较少，因而罹患慢性病的概率会更高，更容易出现心血管疾病、内分泌系统疾病、呼吸系统疾病。

◆ 肌力与肌耐力

人体的关节活动依赖肌腱、肌肉的伸张与收缩，因此，肌肉的力量是人体从事所有活动的基础。

保持良好的肌力和肌耐力，对促进健康、预防伤害、提高活动能力与工作效率都有很大的帮助。肌力与肌耐力越强，身体的活动能力就越强。若肌力和肌耐力较弱，肌肉就难以胜任日常活动及紧张的工作负荷，更容易产生肌肉疲劳及疼痛。

◆ 柔韧度

柔韧度是指关节可以活动的幅度，良好的柔韧度能让人对动作的支配能力更加精确，增加活动范围，既可以提升运动效率，还能降低运动伤害的发生率，特别是肌肉拉伤。

柔韧度不好的人，容易出现肌肉纤维僵硬、神经传导迟缓，进而影响人体的代谢能力。比如上班族长时间坐在电脑前，造成肌肉僵硬、萎缩，有时转身拿东西或弯腰捡东西，腰就会扭伤、拉伤。

◆ 协调性

协调性与人体的神经、肌肉系统有关，一个人的神经传导速度越快、肌力越强，反应与控制能力就越强。

如果协调性不好，也就是运动神经反应不发达，就会出现手脚不协调。碰到较为紧急的情况时，容易手忙脚乱、反应不及时。协调性好的人，在运动过程中会减少受伤的风险。

人体通过训练，可以增强神经反应的速度，改善手脚不协调。

◆ 心理素质

人体体能的增强需要长时间训练才会有成效，所以在运动过程中可同时培养坚强的意志力以及拼搏的精神。此外，体能增强、技术精进对于提升信心和勇气也有帮助，对于失败和挫折的承受能力也会增加。

由此可见，运动除了增进体能，还能帮助我们提升心理素质，这对于身心健康均衡发展是至关重要的。

让人保持健康的每周运动规划

◆ 给初学者

- 初学者建议先从每周 3 次的运动频率（动一天、休息一天）开始。
- 以心肺基础耐力为主要训练内容，搭配轻量核心肌群训练（含柔软伸展操）。
- 可先执行 4 ~ 6 周，且需要安排适当的恢复（休息）时间。

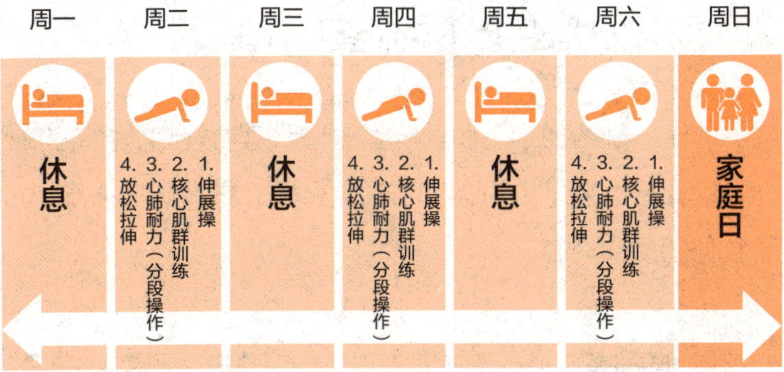

◆ 给进阶者

- 进阶者建议每周进行 4 次运动（动两天、休息一天）。
- 同样以心肺耐力为主要训练内容，再搭配核心肌群训练，连续运动的两天中，可安排一天增加球类活动（40～60 分钟），同时也需要有适当的恢复（休息）时间。

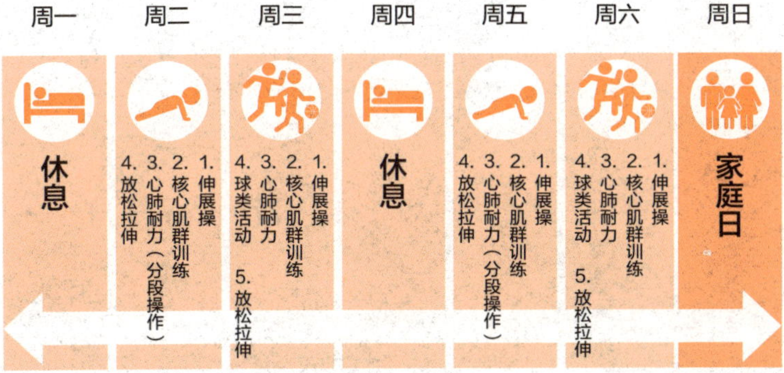

可以快速上手的运动清单

有了分别给初学者和进阶者的每周运动规划，接下来将通过动作分解展示，为大家示范伸展操、核心肌群训练、放松拉伸的动作内容。

◆ 伸展操

- 1 ~ 5 的动作，是为了放松身体大关节部位肌群，每个动作可以进行 4 个八拍。
- 6 ~ 14 的动作，每个动作伸展至该部位肌群有轻微紧绷感，维持 10 ~ 15 秒即可。
- 在做每个动作时，请保持顺畅呼吸，切勿憋气。
- 所有动作请依照正确动作示范量力而行，勿勉强。

1. 颈部活动 （前后左右之后，再旋转几圈）

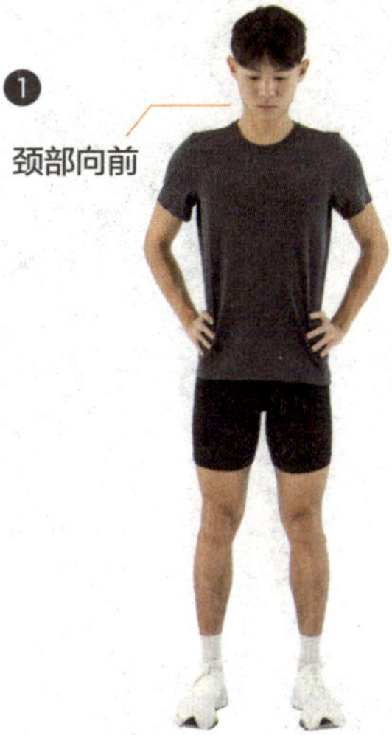

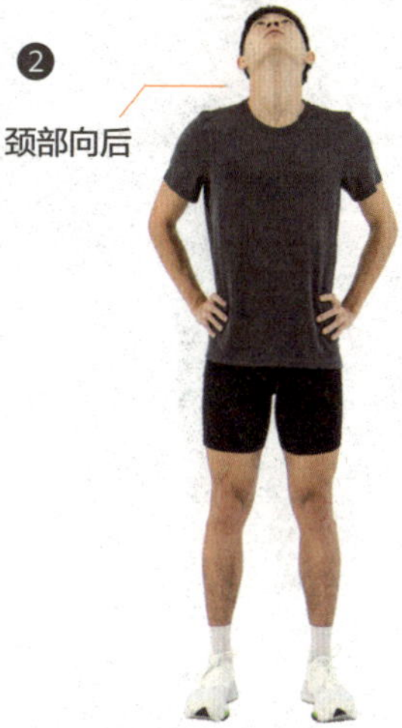

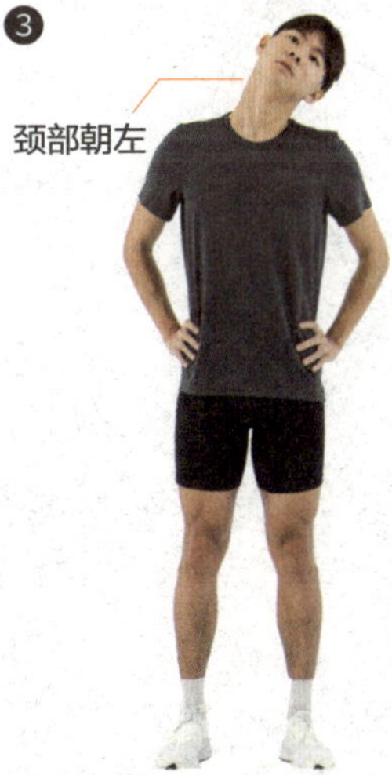

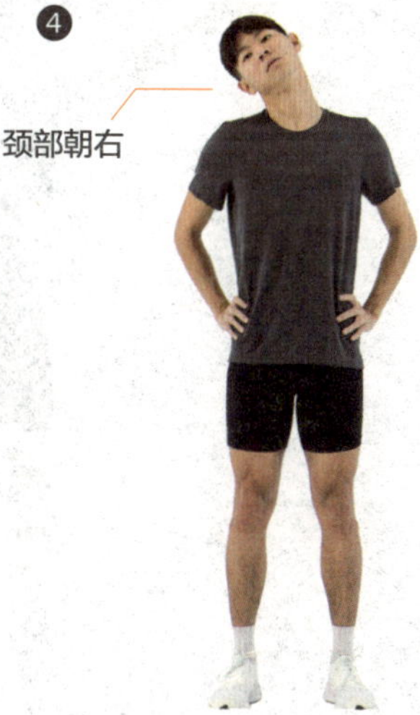

2. 肩关节活动

❶

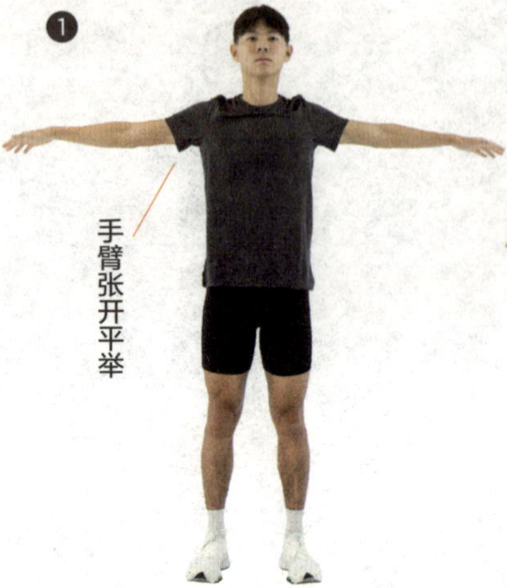

❷

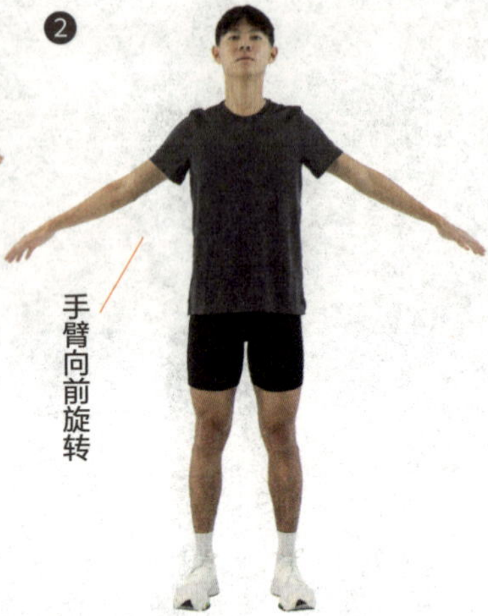

❸

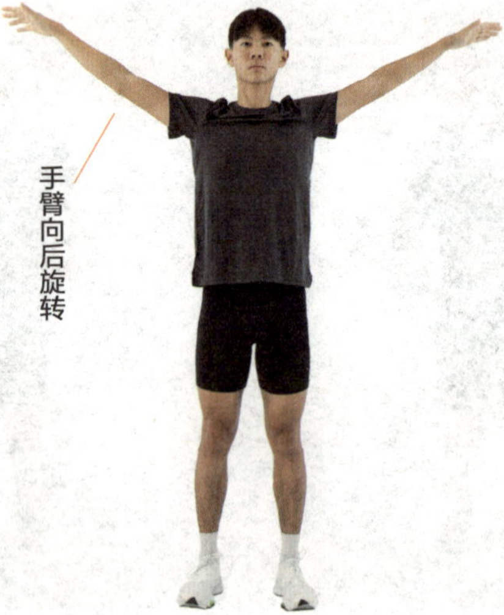

3. 腰部活动

❶

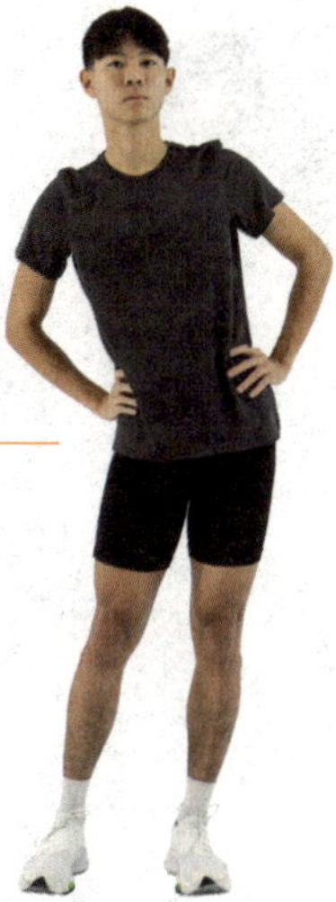

❷

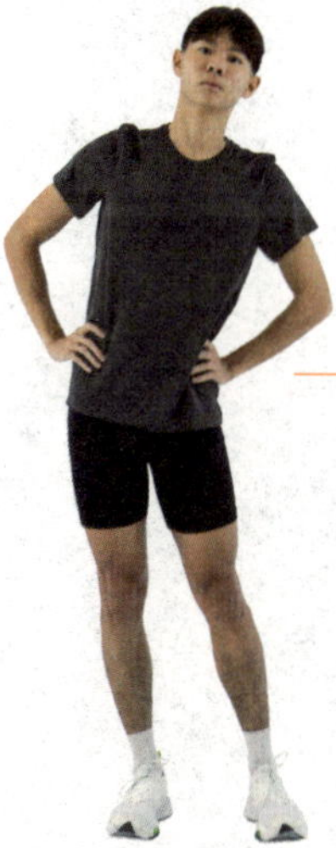

4. 膝关节活动

❶

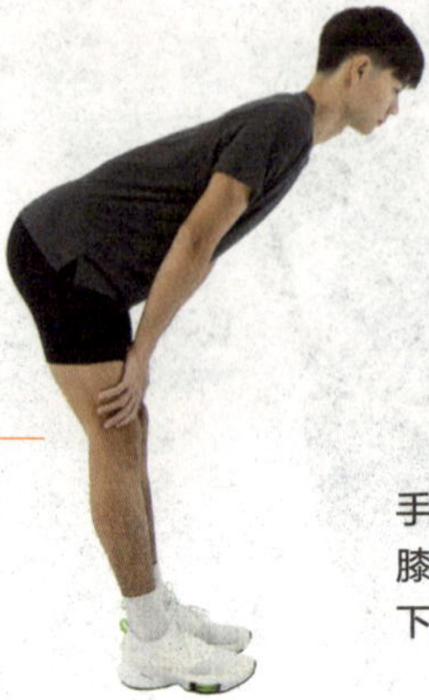

膝直立，
手扶在膝上

❷

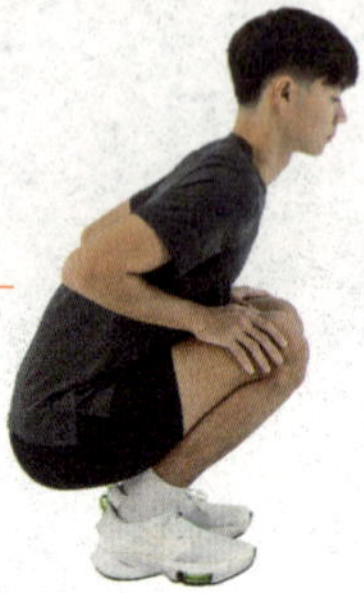

手扶在膝上，
膝弯曲并
下蹲

❸

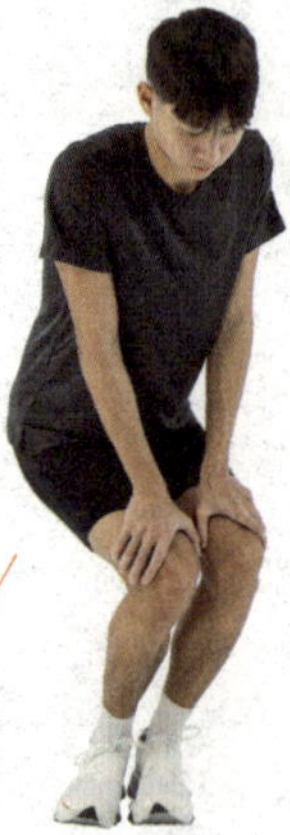

手扶膝，向
左旋转

❹

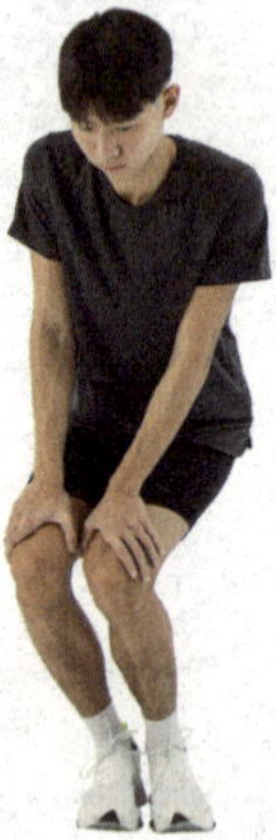

手扶膝，向右
旋转

5. 踝关节活动

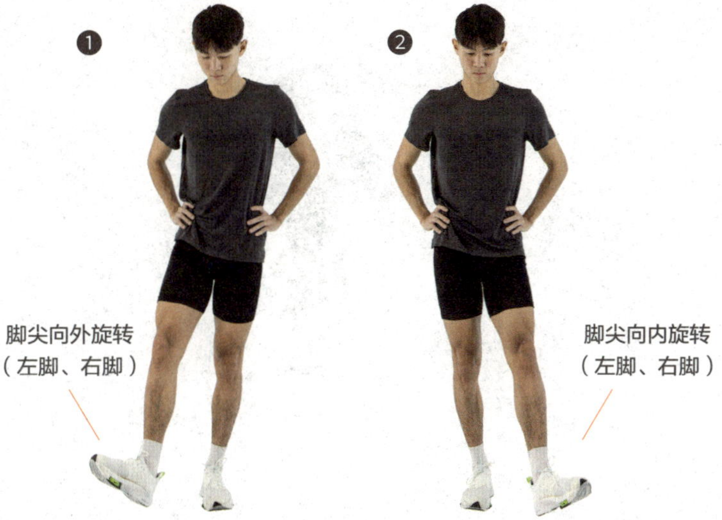

6. 直立前屈

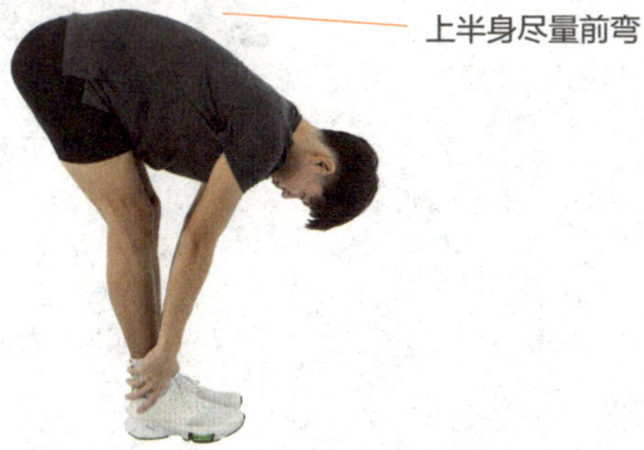

* 手可以扶在脚踝位置

7. 交叉前屈

❶

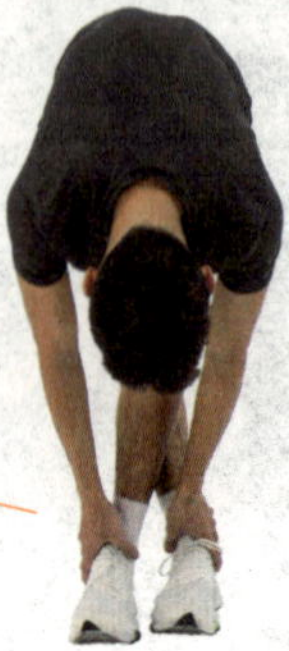

左脚在前，右脚在后，上半身自然下垂

* 手可以扶在脚踝位置

❷

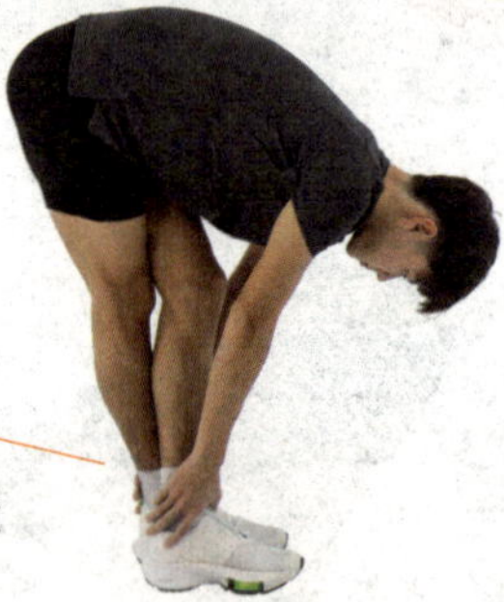

右脚在前，左脚在后，上半身自然下垂

* 手可以扶在脚踝位置

8. 开立前屈

❶

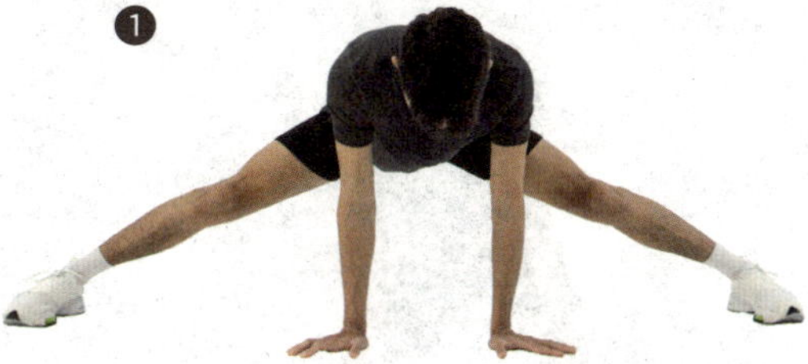

双脚打开至最远距离，双手往前撑地

❷

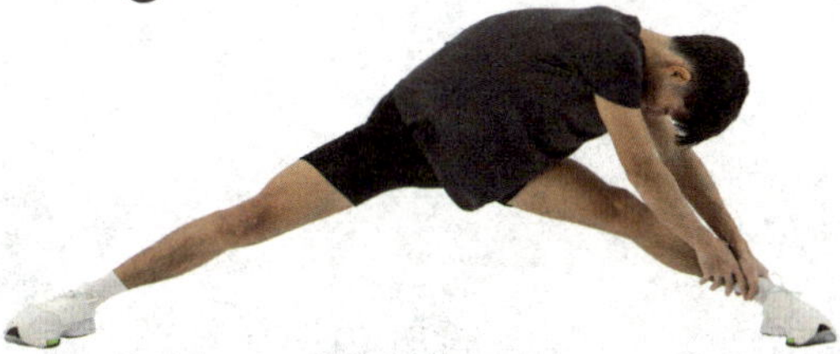

保持双脚打开，身体向左侧转，两只手扶在左脚踝位置

❸

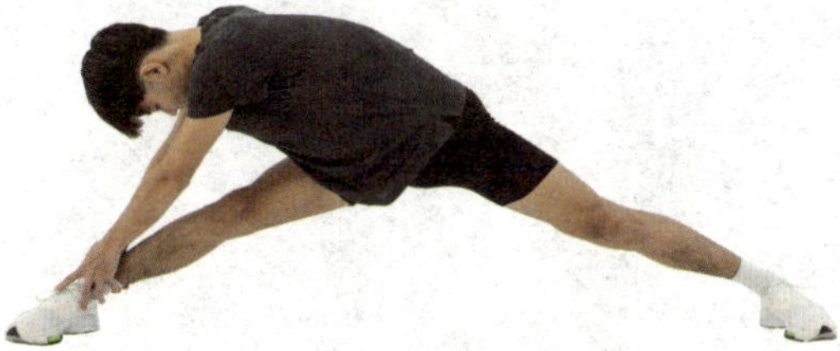

保持双脚打开，身体向右侧转，两只手扶在右脚踝位置

9. 半蹲压膝

❶

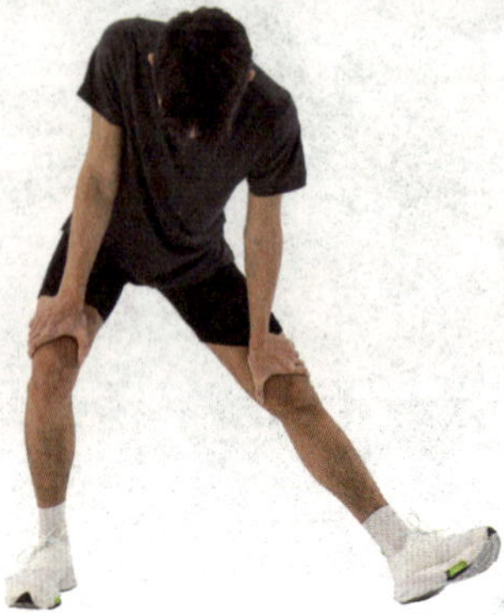

左脚伸直，
右脚半蹲
拉伸左膝

❷

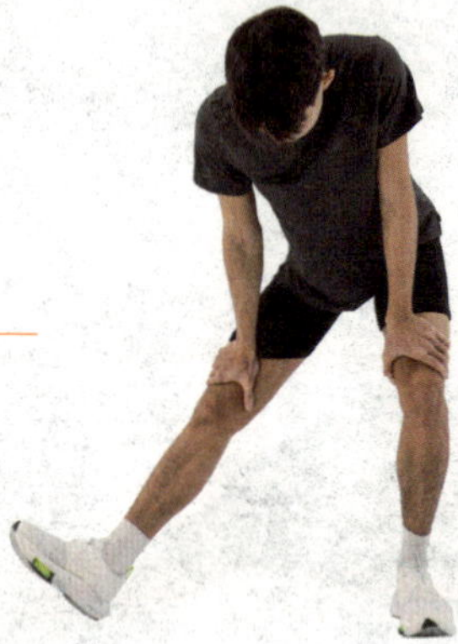

右脚伸直，
左脚半蹲
拉伸右膝

10. 全蹲拉伸

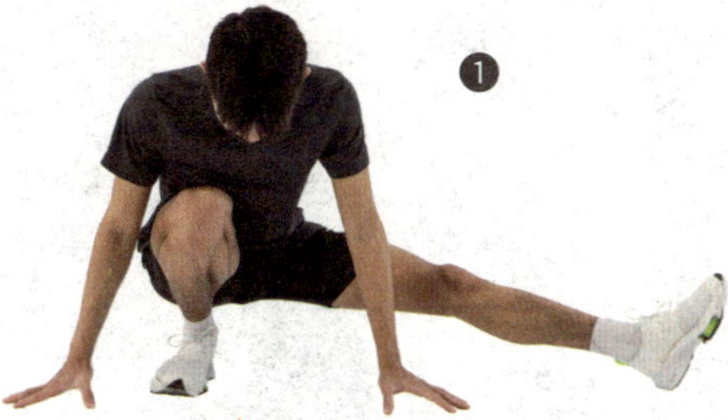

左腿伸直，
右腿全蹲，
拉伸左腿

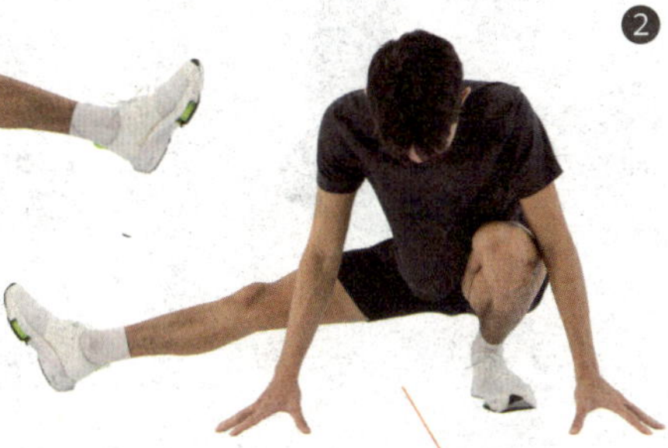

右腿伸直，
左腿全蹲，
拉伸右腿

11. 弓箭步

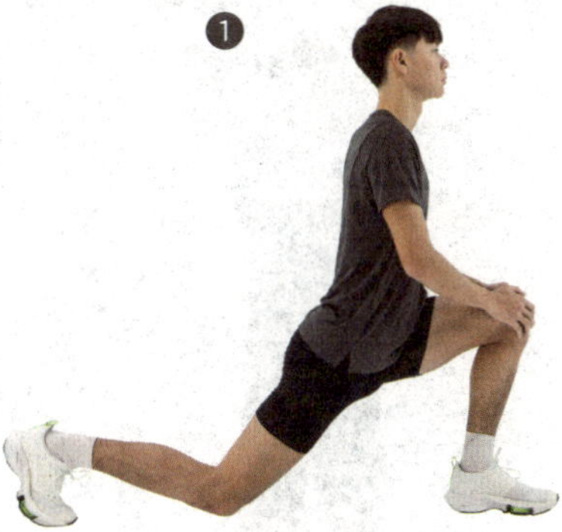

左腿在前，
右腿在后

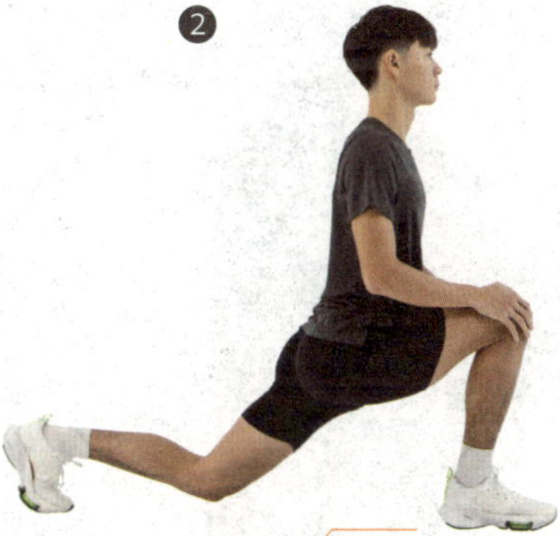

右腿在前，
左腿在后

12. 推墙 （后腿直膝、屈膝分别做两组）

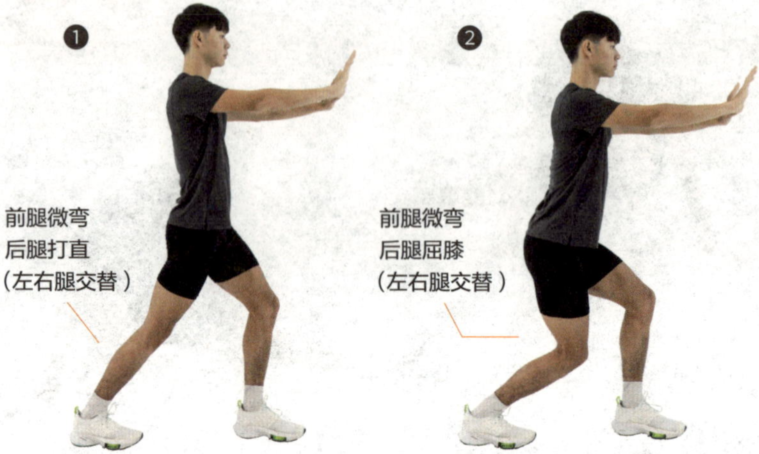

* 双手伸直推墙壁

13. 十字拉伸

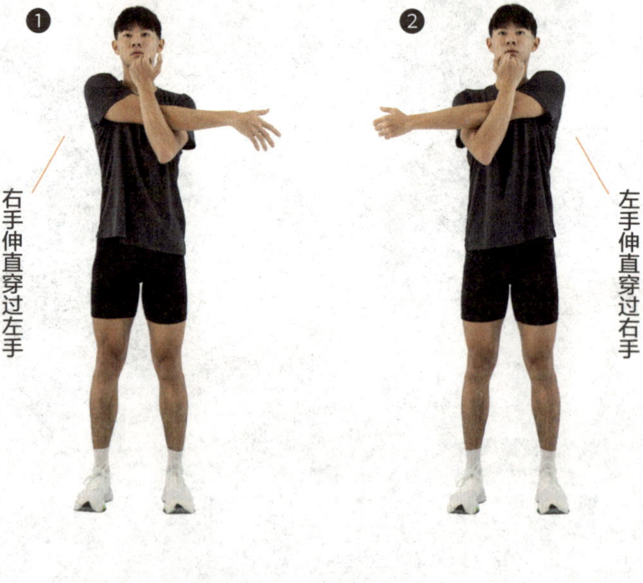

14. 压肘

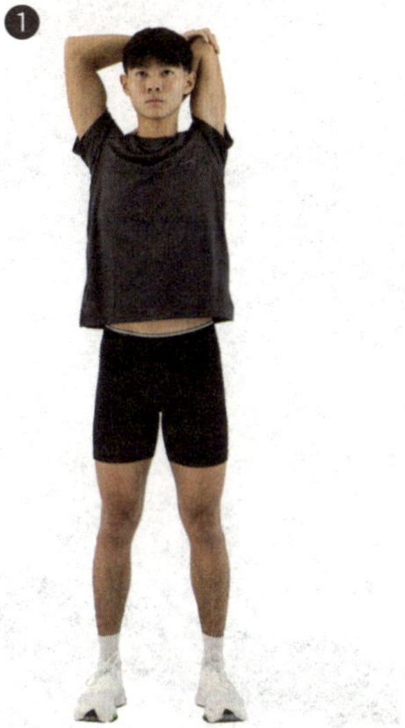

右手在上，往后压左手肘

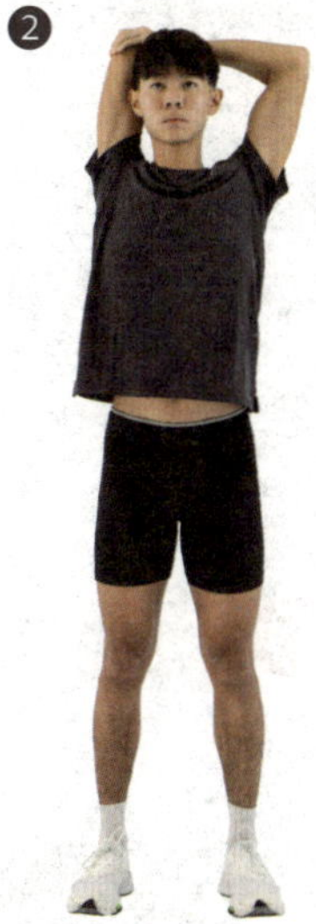

左手在上，往后压右手肘

◆ 核心肌群训练

● 初学者建议先从静态的肌力训练开始，一周至少进行 2 次，每个动作至少做 3 组，2~3 周后可以增加持续时间或操作次数。

● 待身体习惯以后，可进入动态练习，依照自身体能调整训练次数。

1. 俯卧撑 （静态 / 动态）

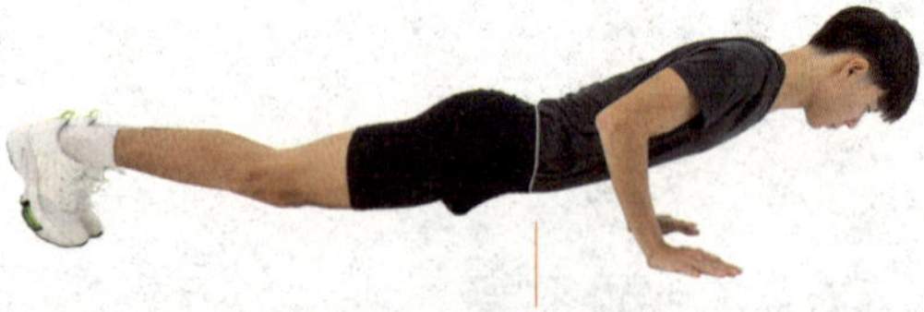

以脚尖着地支撑

* 若太困难，也可先用膝着地来完成动作

腹部收紧

2. 俯撑提臀 （静态 / 动态）

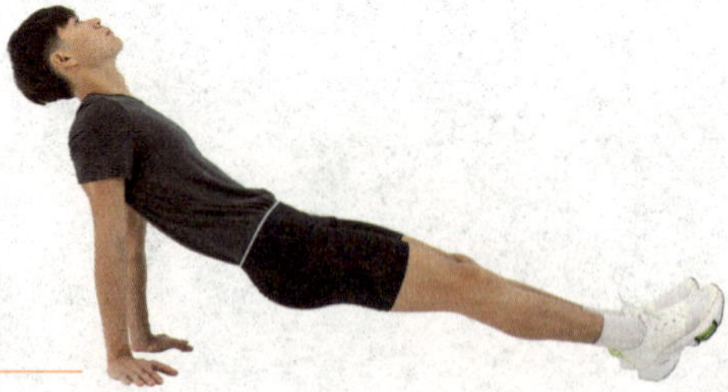

指尖朝前

3. 仰卧起坐 （静态/动态）

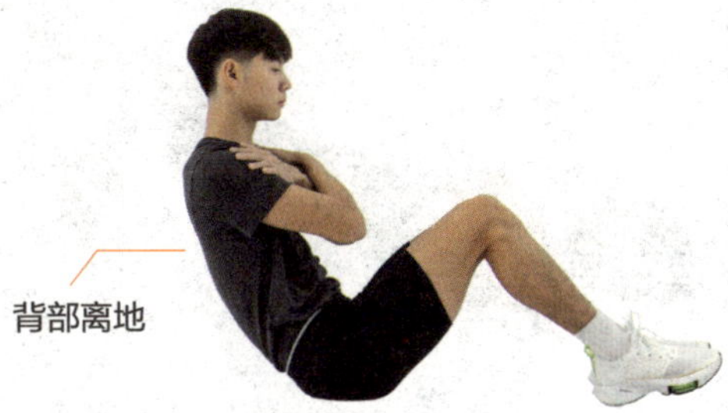

4. 屈膝仰起 （动态）

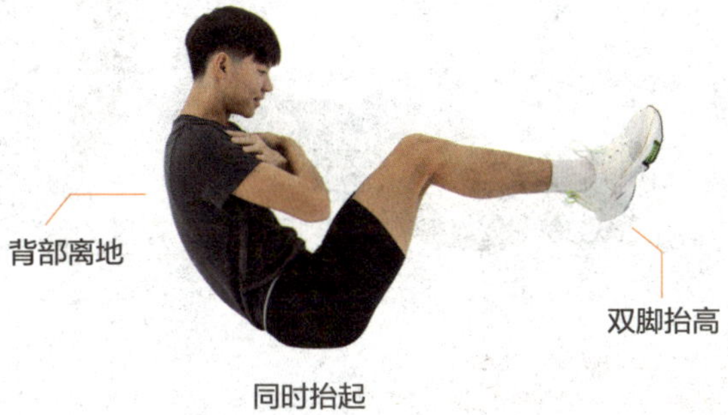

5. V字仰起 （动态）

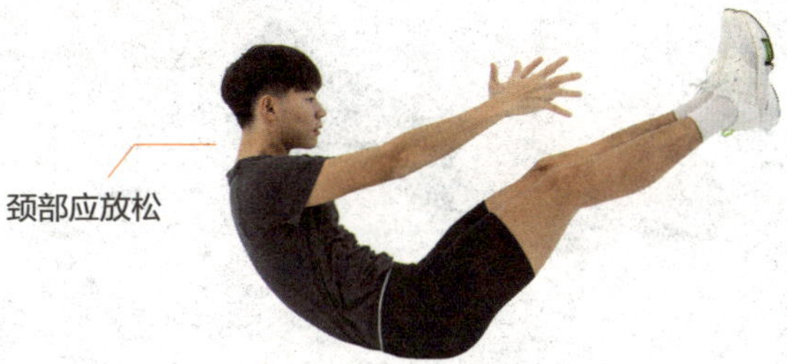

6. 仰卧屈膝提臀 （静态／动态）

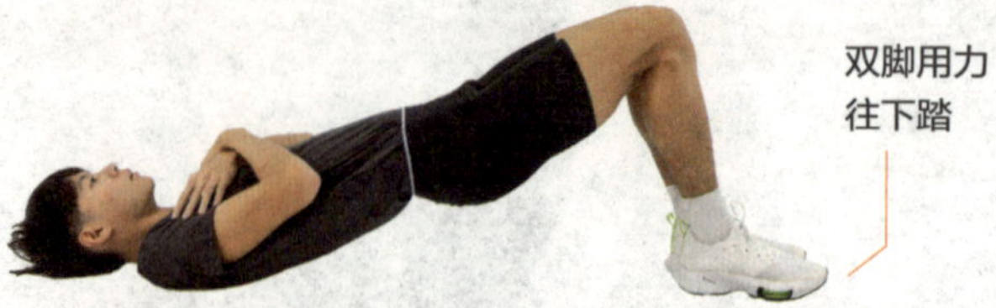

7. 单腿直膝提臀 （静态）

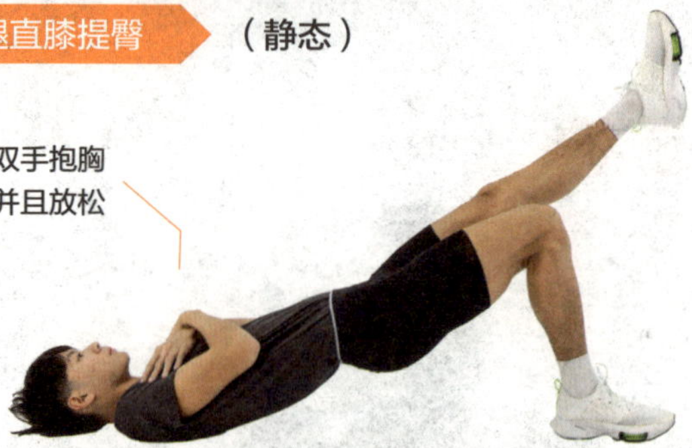

8. 单腿直膝提臀 （动态）

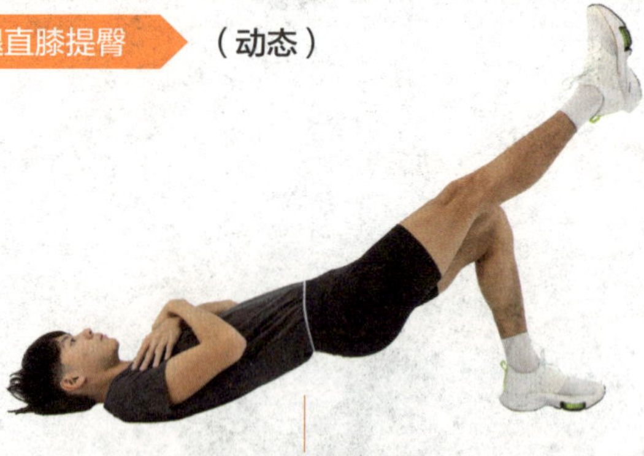

9. 侧撑提臀

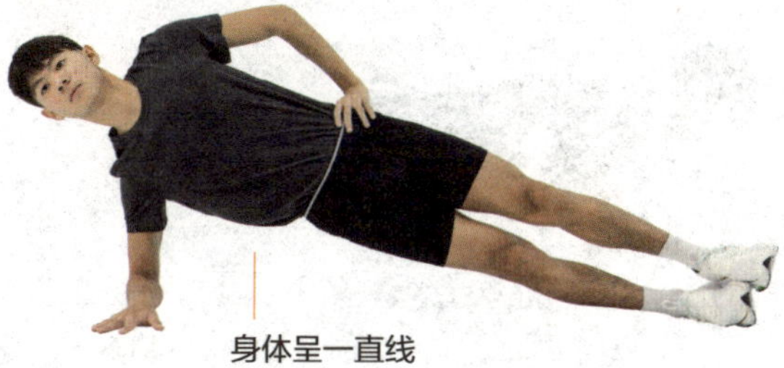

10. 侧撑提腿（左、右）（静态）

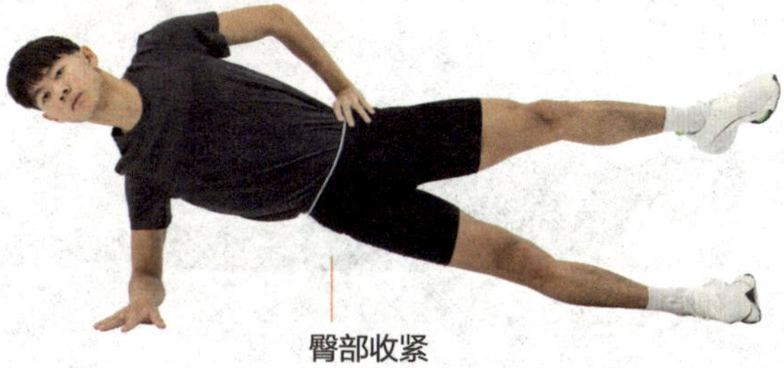

11. 侧撑提腿（左、右）（动态）

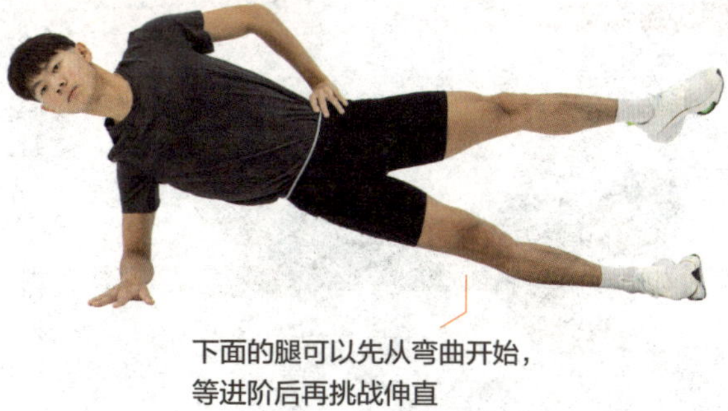

12. 平板支撑

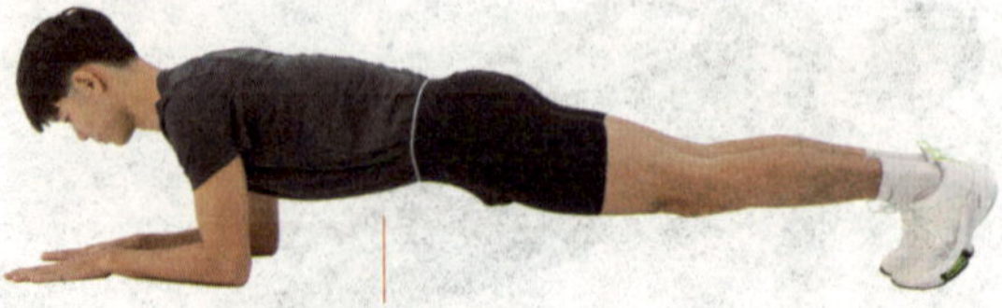

13. 平板提腿（左、右）（静态）

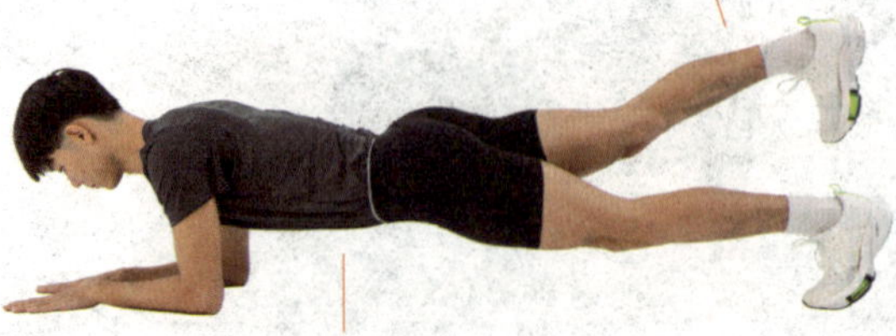

14. 平板提腿（左、右）（动态）

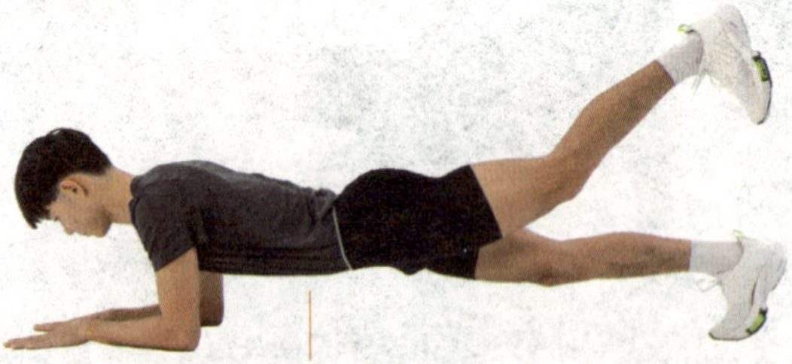

15. 单手单脚跪撑（左、右）

（静态 / 动态）

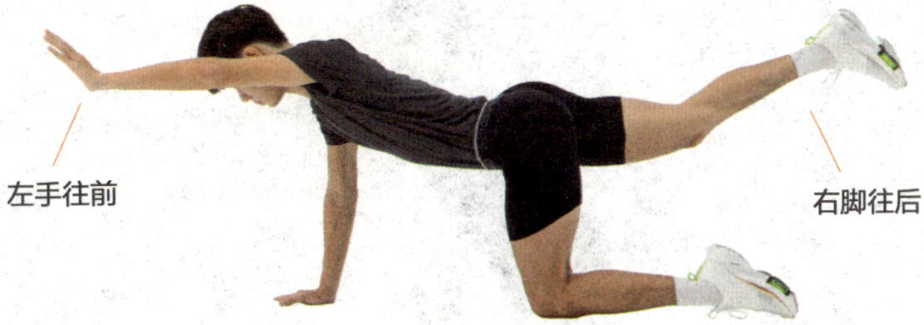

左右边交换

16. 单手单脚弓身（左、右）

（静态 / 动态）

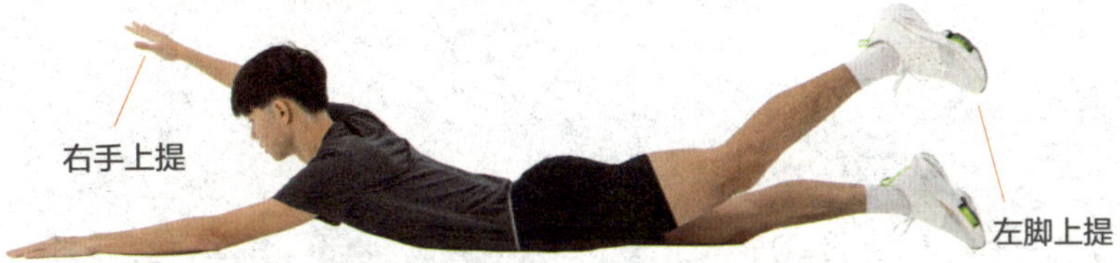

左右边交换

17. 双手双脚弓身

（静态 / 动态）

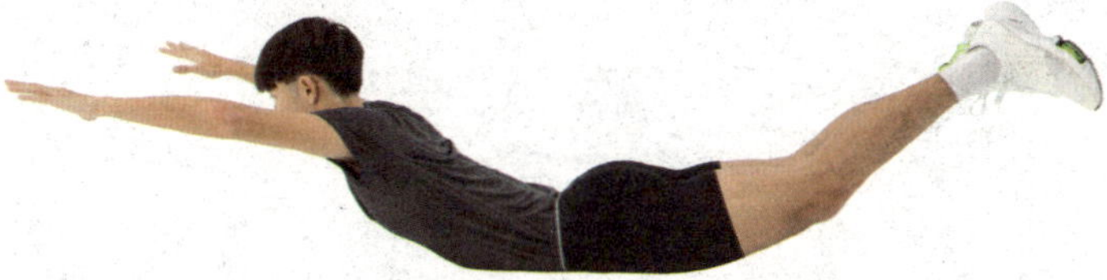

双手双脚同时上抬

18. 蹲式 （静态 / 动态）

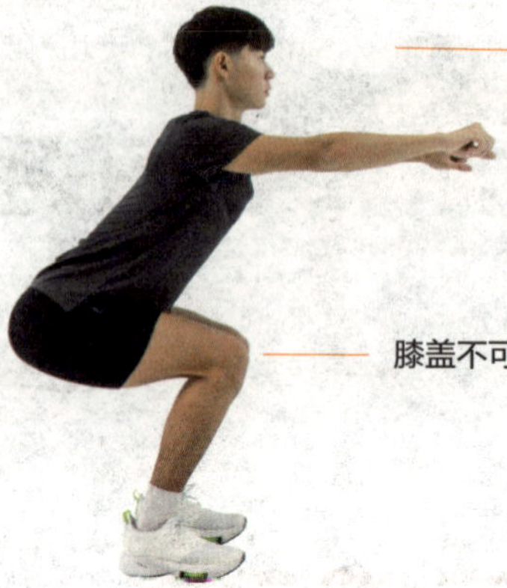

◆ 放松拉伸（缓和活动）

- 1 ~ 8 的动作，每个动作伸展至该部位肌群有轻微拉伸感，然后持续 20 ~ 30 秒。
- 在做每个动作时，请保持顺畅呼吸，切勿憋气。
- 所有动作请依照正确动作示范量力而行，勿勉强。

1. 双腿并拢前屈

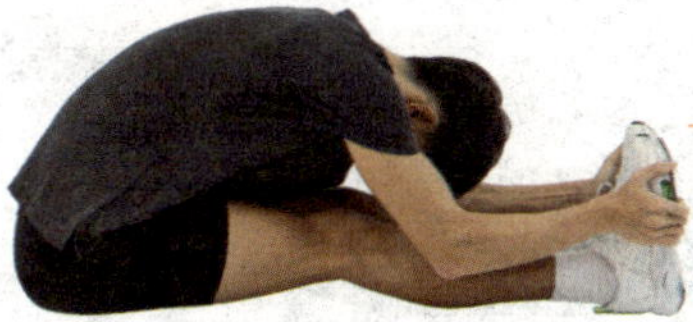

2. 屈膝（左、右）前屈

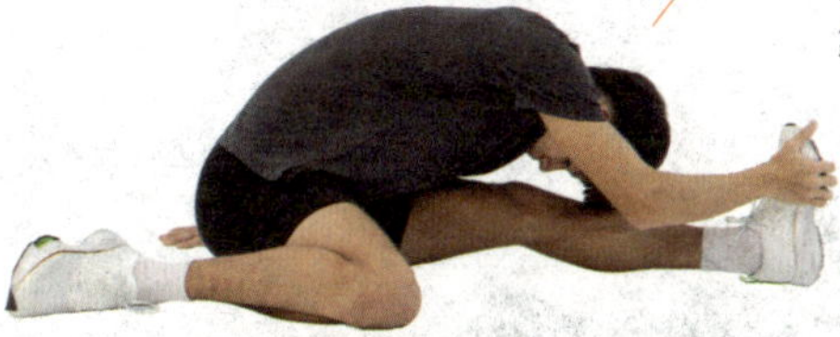

3. 屈膝（左、右）后躺

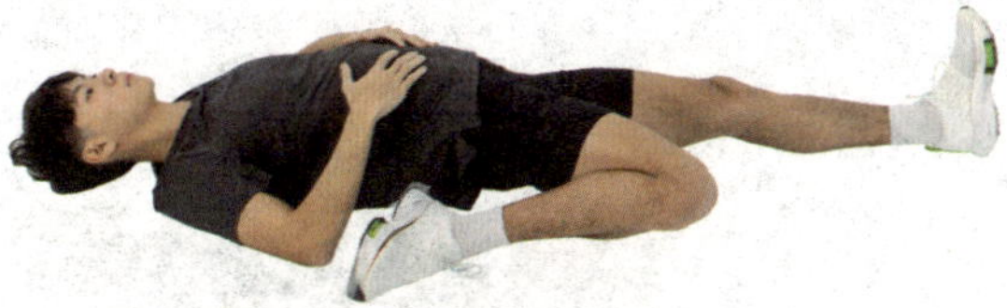

4. 抱膝（左、右）

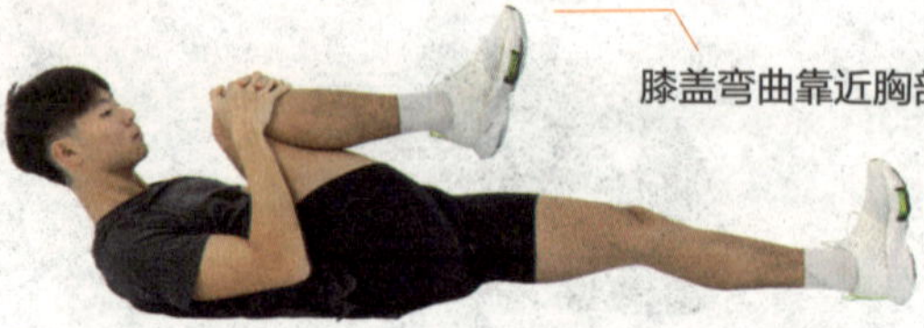

5. 握踝直膝（左、右）

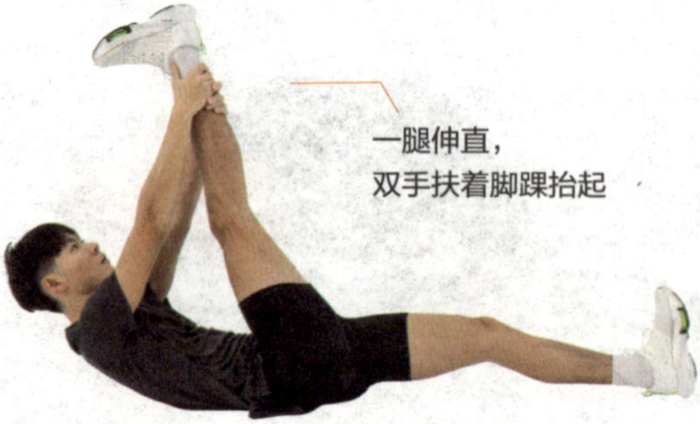

6. 脚掌相对抱脚前屈

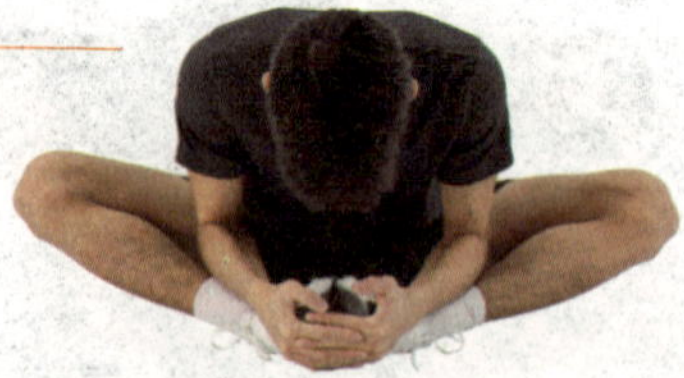

7. 双脚交叉前屈（左、右）

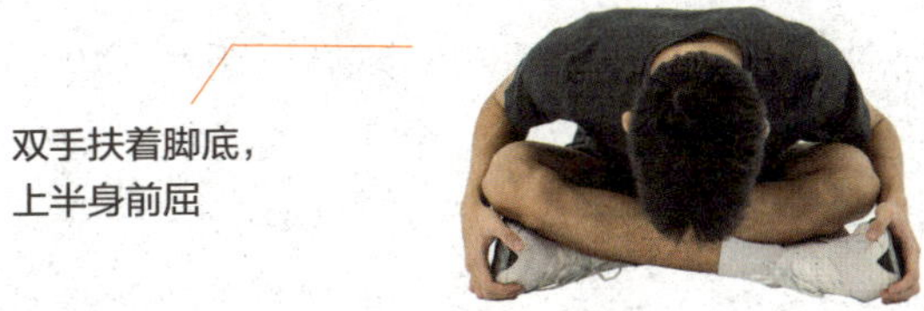

8. 单脚屈膝转体（左、右）

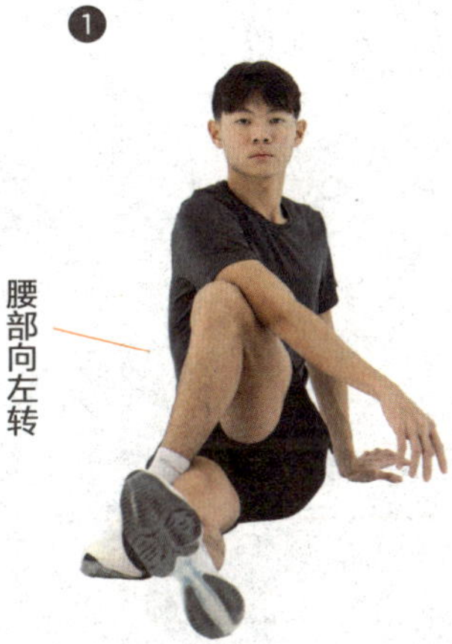

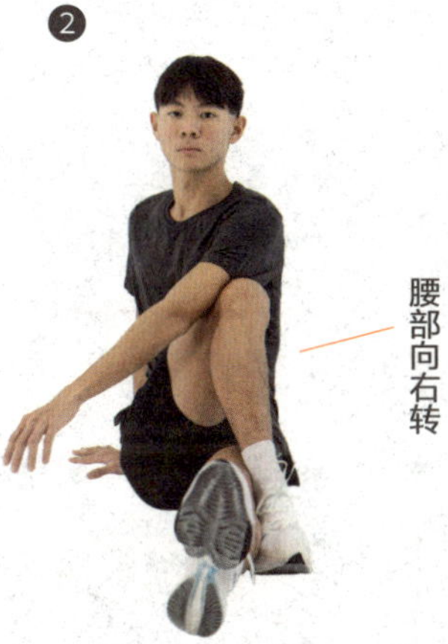

适合现代人的运动处方

接下来会介绍运动规划方法，帮助大家依个人身体素质制订合理的运动计划，培养符合个人强度的运动习惯，并按照科学的训练方法来执行。

◆ 期程规划

大周期	每 2～4 个月（8～16 周）为一个大周期
中周期	以 2～8 周为一个中周期
小周期	以 1 周（7 天）为一个小周期

◆ 运动内容百分比

心肺功能（有氧运动：快走 / 慢跑 / 骑自行车）	40%
肌力、肌耐力（无氧运动：核心肌群 / 上下肢肌群 / 专项肌群）	30%
柔韧性（伸展操 / 拉伸 / 瑜伽）	15%
协调性、敏捷性、平衡性（各项球类活动 / 舞蹈）	15%

◆ 运动频率及强度

次数	每周运动 3 次以上（活动一天休息一天）
有氧耐力训练强度（每分钟心率）	（220 − 年龄）× 0.7 = 强度 ±5 次 / 分
肌力训练	先从核心肌群入手，再以最大肌力 50% 以下负荷（肌耐力）为主，然后逐渐增加负荷百分比，训练不同肌力

◆ 运动时间与地点

运动时间	以不影响生活作息及休息（睡眠）为前提，每次 60 分钟以上
地点	提前了解场地状况，以方便、安全、舒适为主
流程	热身活动（伸展操）、运动内容、缓和运动（放松拉伸）

◆ 慢跑

以渐进的方式逐渐增加慢跑的时间及速度。

慢跑运动流程

准备活动（伸展操）（约 10 分钟） → 全程慢跑及步行运动 → 缓和运动（放松拉伸）（约 10 分钟）

给新手的慢跑规划 ➡

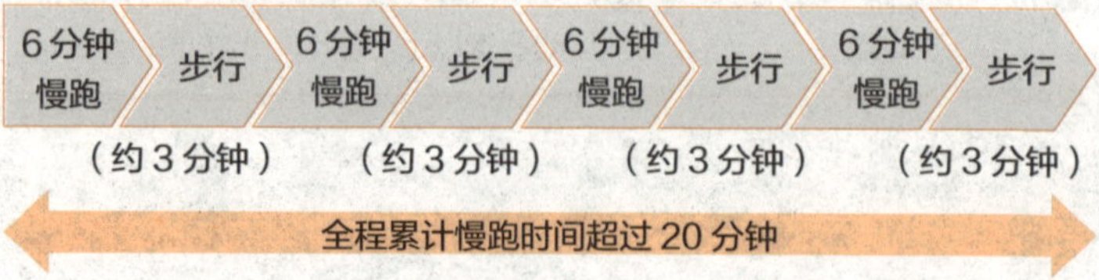

- 慢跑时的心率请维持在最佳心率：
  （220－年龄）×0.7 ＝强度 ±5 次 / 分。
- 每周可进行 2～4 次，隔天休息。
- 依上述规划的慢跑时间先适应 2～3 周后，再将每次慢跑的时间逐渐延至 7、8、9 分钟等，但组数可随之减少。
- 步行休息时让心率恢复至约 95 次 / 分，即可进行下一次慢跑。

给进阶者的慢跑规划 ➡

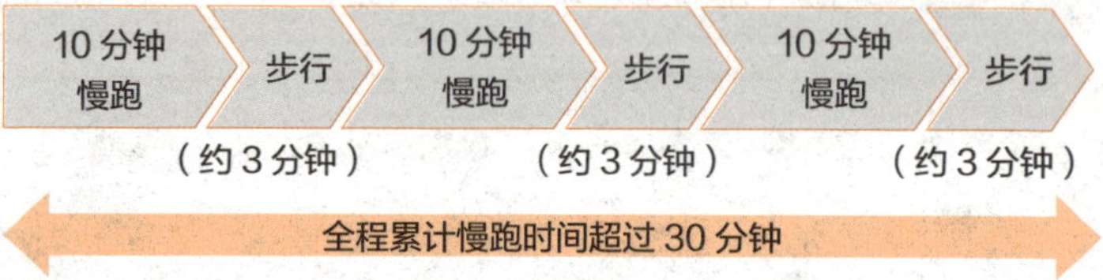

- 慢跑时的心率请维持在最佳心率范围内。
- 每周可进行 3～5 次，慢跑两天休息一天。
- 依上述规划的慢跑时间先适应 3～6 周后，可将每次慢跑的时间逐渐延至 12、15、18、20 分钟等，但组数可随之减少。
- 步行休息时让心率恢复至约 90 次 / 分，即可进行下一次慢跑。

给中阶者的慢跑规划 ➡

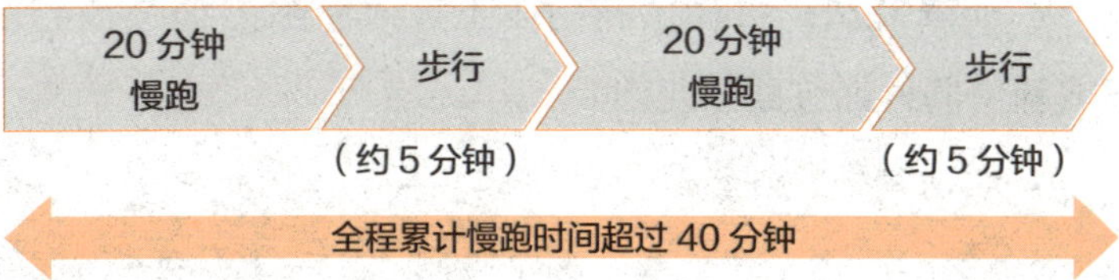

- 慢跑时的心率请维持在最佳心率范围内。
- 每周可进行 3~6 次。
- 依上述规划的慢跑时间先适应 4~6 周后，可将每次慢跑的时间逐渐延至 22、25、30 分钟等，但组数可随之减少。
- 步行休息时让心率恢复至约 90 次 / 分，即可进行下一次慢跑。

给高阶者的慢跑规划 ➡

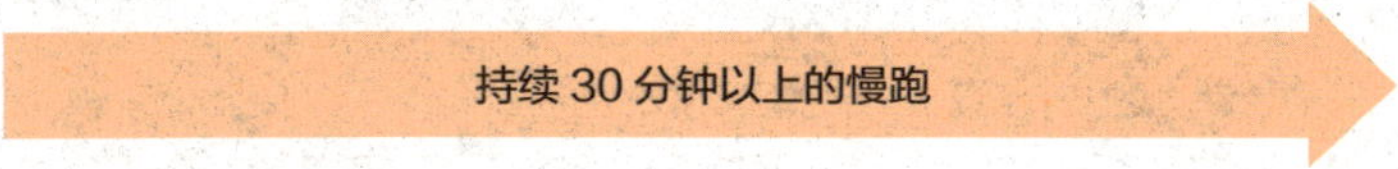

- 慢跑时的心率请维持在最佳心率范围内。
- 每周可进行 3~6 次。
- 依上述规划的慢跑时间先适应 4~6 周后，可将每次的慢跑时间逐渐延至 40、50、60 分钟等。

◆ **重量训练**

● **训练方法：** 可徒手利用体重负荷作阻力训练核心肌群或利用器材训练局部肌肉。

● **运动频率：** 建议隔天训练。

● **动作部位：** 以全身整体肌群为主，分手臂、肩颈、胸肌、腹肌、背肌、下肢、臀部区，选择 8 ~ 12 组动作训练。遵循先练大肌群，后练小肌群，对称肌群兼顾训练，且前后动作应避免使用同一肌群的原则。

● **动态（等张*）肌力训练负荷：**

最大肌力的 90% 以上	改善神经支配能力的训练
最大肌力的 70% ~ 80%	使肌肉增粗，发展肌肉力量的训练
最大肌力的 60% ~ 70%	有效提高肌力和肌耐力的训练
最大肌力的 50% 以下	发展肌耐力的训练

● **重量负荷强度：** 建议初学者至少需要 4 ~ 6 周，进行全身整体肌群 60% 以下的负荷强度，15 ~ 30 次动作为一组，进行 2 ~ 4 组来适应训练，再逐渐加大训练强度。

* 肌肉收缩的形式，分为等长收缩、等张收缩等。等长收缩，指的是肌肉长度不变，持续发力的状态，例如举哑铃固定在一个有张力的角度撑住不动，又称为静态训练。而等张收缩，指的是肌肉长度改变，而张力不变的状态，又称为动态训练。

建议重量负荷强度	动作次数	组数
30%~50%	20~30次	2~4组
55%~70%	15~20次	2~4组
75%~85%	6~12次	3~6组
90%~100%	1~5次	3~6组

◆ 注意事项

- 运动前需要热身（伸展操），运动后需要放松拉伸。
- 训练前请先了解动作的正确操作方式，确定负荷重量再进行操作。
- 建议重量训练频率为每周2~5次（可隔天休息）。
- 肌力、肌耐力训练，请选择有助于锻炼全身肌群的动作（上肢、腹、背、下肢）。
- 所有动作负荷及次数均需循序渐进，由轻而重，次数与组数由少到多。
- 运动处方中的动作内容、负荷强度及次数可根据个人身体情况自行调整。
- 前后动作选择时，请勿重复训练同部位肌群。
- 训练过程中，每个动作配合一次呼吸（用力时呼气、还原时吸气）。
- 每个动作完成后，必须稍作放松，休息1~2分钟再做下一个动作。
- 可依序把所有动作循环做一次后，再做下一组，也可每个动作连续做完 3 ~ 6 组后，再做下一个动作。

- 建议每训练 25 ~ 30 分钟后，适时补充 150 ~ 200 毫升的水分。

- 运动中如感觉身体不适，请立即停止，并告知周边人员或就医。

◆ 训练后恢复

运动后产生疲劳是正常的现象，从生理角度来看，这也是一种身体的自我保护机制。如果运动后疲劳感没有及时消除，就会随着一次次累积造成过度疲劳。因此，训练后合理地让身体恢复是非常重要的。

最简单的恢复方法是**沐浴**，洗个热水澡可以加速身体的血液循环，促使体内的废物排出。还可以通过做**缓和操**，让活动量逐步减缓、心跳逐渐减慢，来帮助心血管系统从剧烈的运动中恢复到平稳的状态，既有助于清除运动所产生的代谢废物，还能让紧绷的肌肉渐渐放松，减少运动伤害。

此外，运动后的**物理治疗**，比如按摩等，也可以缓解肌肉酸痛与僵硬。适度的按摩除了可以加速身体修复，还能增强关节韧带的弹性。

当然，运动后身体的水分及能量有所消耗，应该**适度补充营养**，既要补充因流汗而损失的水分与电解质，还要多补充蛋白质和碳水化合物。

将运动融入日常生活

适量且均衡的运动可以使身体器官维持良好的功能状态。当人体进行不同的运动时，如跑步、游泳、打篮球、骑自行车等，身体的各项功能（如心肺功能、肌力及肌耐力、柔韧度、协调性、敏捷性、平衡性等）都会得到锻炼。所以，运动是人体健康不可或缺的关键因素。

建议大家将运动融入日常生活中，使它变成习惯，这既能延缓器官退化与衰老，还能提升学习能力与工作效率，提高生活品质。

虽然人体的衰老难以避免，但是我们可以通过适当的运动来**维持脏器的正常功能、延缓衰老**，即使老了也依然能拥有年轻时的活力。

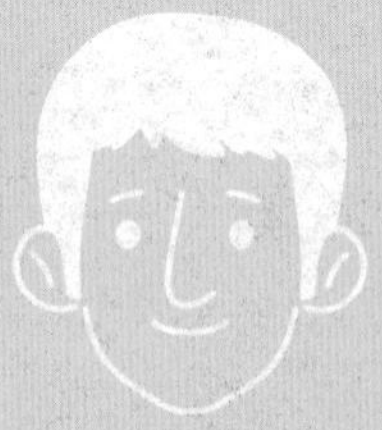